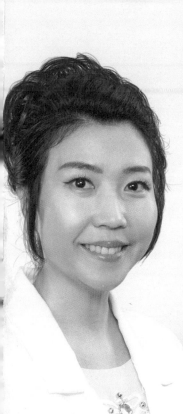

100歲
不掉牙的祕訣
新技術 牙周病 治得好

潘韞珊 · 吳錦珠 著

U0141534

現代牙醫預防、治療、保養的正確觀念

治療新武器：水雷射免開刀牙周病治療

牙周病是失智症危險因子

牙齒為何是凍齡的關鍵

豐富臨床經驗23年　精彩案例無數　專精微創 · 無痛療法

目錄

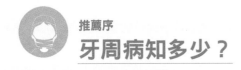

牙周病知多少？

　　潘韞珊院長由臺大牙醫學系畢業之後，就一直非常認真地吸取新知，也有很多創意的想法，是一位認真執著的好醫師。本著推動民眾口腔健康教育的熱忱，潘院長也曾有著作《看好你的牙》發表，很高興有機會看到她，再為民眾寫了一本《100 歲不掉牙的祕訣》，介紹牙周病相關知識及幫助民眾預防牙周病的新書。

　　本書共有八章：第一章「牙周病與整體健康的關係」，以引人注目的問題切入主題，使讀者可很快瞭解牙周病的特質，以及牙周病和其他疾病的關係，針對常見的失眠問題與其他疾病和牙周病的相關性，亦提出清楚的解説。

　　第二章「預防牙周病，刻不容緩」，以簡單明瞭的問題提醒讀者，預防牙周病要注意的事項。針對一般人可能忽略的牙刷使用方法，告知民眾最好早晚用不同的牙刷，要保持牙刷的清潔及乾燥，避免細菌孳生，是很好的提醒。在高齡化的社會中，預防牙周病能保持牙齒的咀嚼功能，可以有良好的營養吸收與生活品質，對於健康的維護的確是很重要要的資訊。

　　第三章告訴大家如何「戰勝牙病，擺脱掉牙命運」。潘院長也介紹她讓大家不再害怕「看牙」的新法寶，包括電動麻

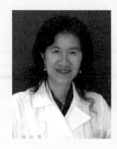

陳敏慧
臺大醫學院副院長、
臺大臨床牙醫學研究所教授

醉槍、水雷射及顯微放大鏡的應用。

第四章「治療新武器：水雷射」，針對水雷射的應用有更詳細的說明。第五章是「治療後不易復發的關鍵」，為了避免接觸過多一般牙膏的化工成分，潘院長亦特別研發自然成分的潔牙泡泡進行口腔清潔，使用小農栽種的抗菌植物，包含：左手香、茶樹、薄荷及丁香等精油純露。

第六章「牙科問題的常見迷思」與第七章「不可不知的牙科冷知識」，針對民眾常提出的問題，或容易被誤導的觀念加以澄清說明，藉此提醒社會大眾瞭解各種論述的本質和意義，以獲得正確的觀念。

第八章是「讓看牙不再是折磨的嶄新科技」，介紹牙科的新發明與臨床應用，期望社會大眾對於牙科治療有多一些了解，因此而有多一些選擇。

書中包含許多潘院長的豐富臨床經驗分享，並與國際暢銷書作家吳錦珠老師合作，使醫學觀念清晰易讀、文筆深入淺出。

很欽佩潘韞珊院長，願意為促進民眾口腔健康盡心盡力。本書非常貼近生活、非常實用，是一本值得推薦的好書。

潘韞珊院長兼具立德、立功、立言三不朽

　　潘韞珊院長是一位優秀的牙醫，她的多元才華，超越了醫學界的界限。不僅是一位優秀的醫師，更是一位熱心公益的社會貢獻者，是牙醫師「立德者」的表率。

　　在多年的行醫生涯中，她展現了慈悲為懷的品德，拔苦予樂，成為牙醫師「立功者」的標竿。此外，潘韞珊院長也樂於分享她的知識，著書立說，成為牙醫師「立言者」的典範。

　　潘韞珊院長不僅兼具立德、立功、立言三不朽，更是牙醫界的一面旗幟，值得年輕的牙醫師景仰和學習。她的專業知識和對患者的熱情，使她成為一位傑出的牙醫，而她的社會貢獻和慈善事業，則讓她成為一位優秀的公益使者。她的分享精神和著述成就，讓她成為知識的源泉，她的著作將對牙醫界的發展，起到積極的推動作用。

　　在《100歲不掉牙的祕訣》這本書中，潘韞珊院長將她多年的專業知識和經驗分享給讀者，幫助他們更了解口腔健康，和牙周病的相關知識。通過這本書，讀者可以學習如何檢視自己是否有牙周病？了解牙周病與其他疾病的關聯，並掌握預防和治療牙周病的方法。此外，潘韞珊院長還為讀者提供了實用的建議，幫助他們擺脫對牙醫治療的恐懼，並解答牙周病患者常見的迷思。

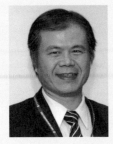

曾明清
牙醫師、臺灣牙醫數位學習學會理事長

　　這本書不僅僅是一本關於口腔健康的指南，更是一本關於潘韞珊院長豐富生涯和價值觀的見證。通過這本書，我們可以更深入地了解這位傑出的牙醫，她的才華、慈悲和分享精神，都讓她成為牙醫界的亮點，一位值得景仰和學習的楷模。我誠摯推薦這本好書，相信它將對讀者的口腔健康和生活品質帶來積極的影響。

潘韞珊院長為您治牙，
提升整體美容形象

　　潘韞珊醫師自臺灣大學牙醫學系畢業後，在外執業開始，即重視患者的審美觀感，再加上她本身具有繪畫及書法的藝術天賦，接受她治療的患者，不只解決牙齒的症狀，同時改善美學的問題，更進一步幫助整體美容形象的改善，可說是一位美齒藝術家。

　　潘醫師善用最新的高科技儀器，例如牙科雷射，在對軟組織做切割時，有如同繪畫似的一筆一筆，慢慢地將雷射光照射在治療區上，出血少，精確完成治療計畫。她也會將其所學，儘量保有自然牙齒，非必要不輕易拔牙。除了口腔醫學外，她專精微整形美容醫學。除了專業醫療技術外，潘醫師積極參與各專科醫學會的會務，擔任多項職務，對公共事務相當熱心。此外，潘醫師很有愛心，習慣於行善助人，她認為讓人感到快樂，是一件非常有意義的事。

　　在牙科診療上，民眾就醫前，需要諮詢一些相關資訊，有關如何找到適合自己病情的醫師、就醫時要注意的事項皆可以透過本書清楚了解。

　　欣聞潘醫師要將她這二十幾年來，與患者互動的經驗編撰成書發行上市，值得讚賞！本書共分八大章節，內容精彩豐富。全文以患者求診的訴求及疑惑為題，採問答式編寫，做

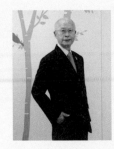

藍萬烘
臺灣大學牙醫專業學院名譽教授

詳細說明分析，敘述表達貼切，值得一讀。

目前牙醫界正積極推動口腔健康教育及預防，能夠提供患者及醫師參考的教育性文章有著迫切的需求。期望此書之出版，對現代牙醫的認知有所助益，藉著醫療品質提升造福更多病患，讓民眾保有健康的口腔，得以享受身心健康的生活。

牙周病治療專家 vs.
快樂的美食老饕

潘韞珊（魔法牙醫診所院長）

　　我是個老饕，非常熱愛美食。近日跟家人到重慶旅遊，在飯店看到非常吸引我的一本書——《舌尖上的中國》。

　　重慶是一個名副其實的美食之都，有陳麻花、棒棒雞、串串香、酸辣粉、山城小湯圓、紅油炒手、水煮魚、烤腦花、辣子雞和火鍋等等，太多好吃的美食了。雖然我不吃辣，但聽了還是直流口水。

　　作者在書中提到，其實真正的北平烤鴨是「填鴨」。肥而不膩、皮酥肉嫩、香酥可口，讓人垂涎三尺的烤鴨，是老饕們的最愛。關於皮、油、肉的美味，讓我不禁想到，有嚴重牙周病及缺牙的患者，可能就沒有辦法好好享受烤鴨。

　　因為美味的烤鴨，跟許多佳餚一樣，真的需要有一口好牙來細嚼慢嚥，才能咀嚼出食物的美味與營養。沒有健康、堅固的牙齒，就算滿漢全席當前，也無福享受啊！

　　但是大家要特別注意，吃美食絕不能暴飲暴食，應吃七、八分飽，細嚼慢嚥，對身體健康才好。曾有一個有名的實驗，實驗者把猩猩分兩組，A 組每天都給牠們過量的食物，B 組則讓牠們維持約七、八分飽，十幾年後，你猜結果如何？每天只吃七分飽的猩猩「毛髮光亮、年輕、有活力」，吃太飽的那一組則「毛髮稀疏、蒼老、體力不佳」。

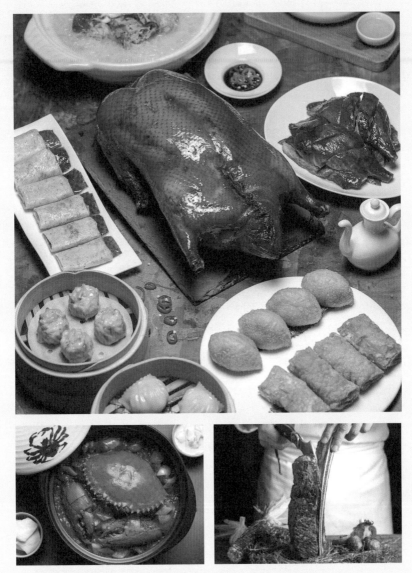

▲吃烤鴨、啃螃蟹都必須要有健康、堅固的牙齒，細嚼慢嚥才能好好享受。

（晶華酒店晶華軒提供）

想常保年輕，就不能暴飲暴食、囫圇吞棗，這樣還可能會讓牙齒受傷，所以享受美食一定要細嚼慢嚥，並且要有咬合良好、健康的牙齒。本書將會分享正確保養、重建牙齒的方法，以及活到百歲都不掉牙的祕訣，希望你的牙齒與你一同白頭偕老。

　　品嚐世界各地的美食是我的最愛，因為我想吃到一百歲，所以非常重視健康與養生，總是積極的把牙齒照顧好，才能長長久久的享受美食，如此人生才更有樂趣。

　　除了喜歡美食、當老饕外，書法、畫畫、美術、雕刻、篆刻、藝術，都是我的興趣。我發現書法的訓練，有助於提高手的穩定度，因此這個興趣對於牙醫師的專業也相當有幫助；而喜愛藝術、了解藝術，更有助於提升治療美感，希望讓患者治療後的牙齒，兼顧健康與美觀，同時能改善牙齒、牙齦及臉部的比例，為自信加分。

　　「愛心無國界，藝術無邊界」，也是我對自己的期許。因此，從出社會便開始捐款，希望盡己之力，為這個世界帶來一些正向的改變。

　　「助人為快樂之本」、「施比受更有福」，我總認為這兩句話非常真切，也因此熱愛公益。幫助有需要的人，不是為了得到回報，只因為這樣做讓我感到快樂！也希望藉此傳達給看到本書的人，想要快樂其實並不困難，可以透過捐款，或付出時間擔任志工，一樣都能感受到助人的快樂！而當你感到快樂，壓力自然就會減少，書中也提到很多牙周病患者的其中一個危險因子，來自於各種壓力，想太多、事太多，也都會增加自己的壓力，進而改變人的荷爾蒙與自律神經。

　　我演講時常常跟醫師們分享，幫助弱勢族群是一件有意義又快樂的事，而能力越大、責任越大！大家若想要更長遠的

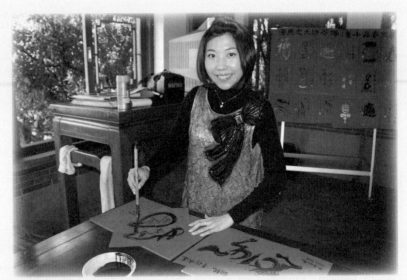

▲潘院長書法作品。

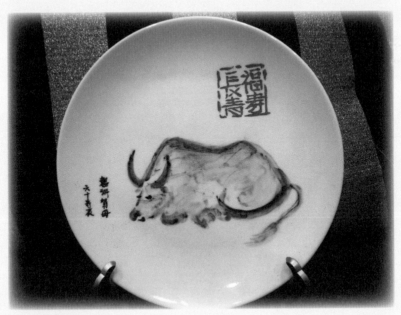

▲潘院長陶藝作品。

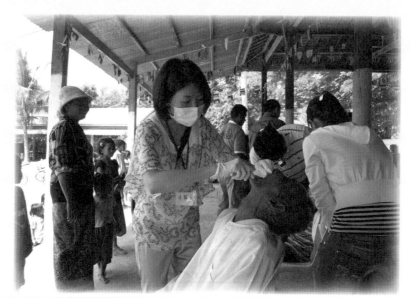

▲潘院長曾到柬埔寨為當地居民進行義診。

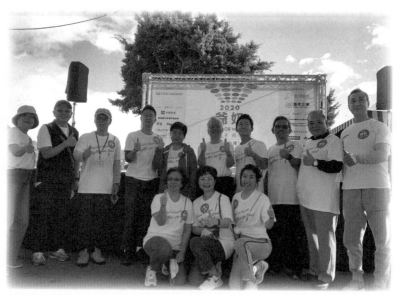

▲潘院長（前排右一）參與弘道老人基金會關懷活動。

幫助別人，就一定要把身體跟牙齒照顧好，才能把省下來的看病冤枉錢拿來做公益，並多照顧弱勢團體，成為社會正向的循環。

我對自己的飲食、生活作息、身心健康，都非常注意。維持樂觀開朗的性格，凡事看得開，心存善念，保持積極的正能量。大家都知道，「身」、「心」、「靈」健康有利於自律神經的正向，養成良好的飲食習慣，細嚼慢嚥，才能「腸胃好、人不老」！

本書不單只是告訴讀者，如何有機會根治牙周病，更想要跟大家分享，有良好、正確的潔牙習慣，吃東西細嚼慢嚥，並且適當的排解壓力才能保持身心健康。

雖然我已看診超過 23 年，今年已經 46 歲，但很多人都說，我看起來只有 30 多歲，因為臉上沒有細紋，頭髮髮量多，且體重都維持在 42 公斤上下，不少患者都說看起來相當年輕、有活力。我想特別強調，尤其是牙齒、牙齦、牙周都非常健康，沒有牙周囊袋，沒有牙痛、牙齦發炎、刷牙流血等狀況。因此我有信心，如果我能活到 100 歲，沒有發生意外狀況的話，牙齒也會跟我健康到老哦！

求學時代的我，是個運動健將，曾經是全澳門兩屆 400 米的田徑冠軍。我很愛運動，大家想要健康，真的不能懶惰、不動，說到這裡，和牙周病有什麼關係呢？

當然是有很大的關係。在臨床上，我觀察到大部分的牙周病患者，對潔牙總是興趣缺缺，不愛「動手」花時間勤勞刷牙，甚至會喊：「刷牙好累哦！」

想要擁有一口健康好牙，一定要改變習慣跟心態。牙周病是一個非常複雜的問題，除了潔牙方式、時間等等，還有很多相關的因素，例如：熬夜、失眠、作息不正常，或工作、

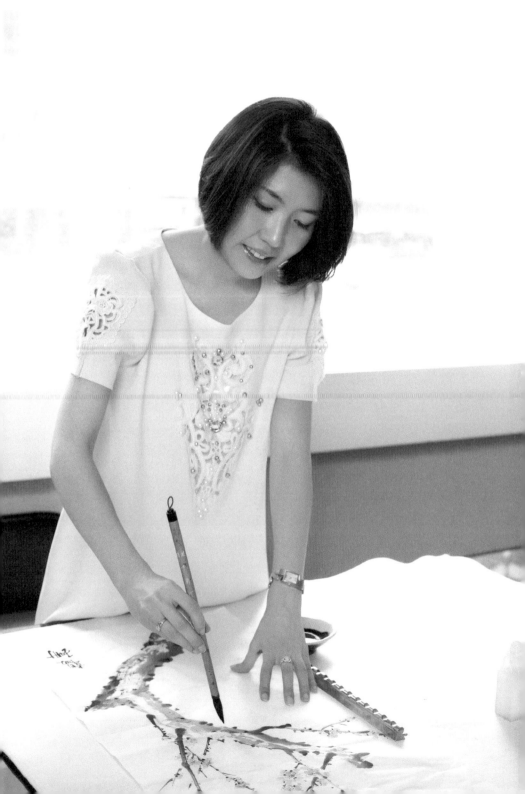

家庭、生活壓力大，以及患有各種系統性疾病，及遺傳等因素。

　　牙周病之所以會讓人聞之色變，是因為幾乎不會有患者確定自己有牙周病，都是被醫師告知居多。前期通常不會疼痛，就像癌症的發生，悄然無聲，所以很可怕！

　　我是一位有豐富臨床經驗的牙醫師，而非在實驗室的研究人員，所以在門診中，我看到非常多患者透過新式的治療，達到良好的治療結果。同時，也有很多患者對於牙齒保健，或治療方式存有許多錯誤的迷思，而在過去選擇了效益不大的治療方式，多花了不少治療牙齒的冤枉錢，同時更浪費了社會的醫療資源。

　　所以我真的很希望透過《100 歲不掉牙的祕訣》這本書，讓大眾對牙周病這個「既不疼痛，卻又非常可怕」的疾病能夠深入了解，徹底做好預防，大大降低牙周病對人們「牙齒」及「身體」的影響，因為要有良好的牙齒，才能享受美食，健康到老！

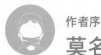

莫名掉牙飆淚，竟是嚴重牙周病！

心如刀割，淚如雨下，為何連疼痛感都沒有，就莫名奇妙掉了左上方兩顆臼齒？

當眼淚流下來，才知道，掉牙也是另一種明白。躺在魔法牙醫的診療椅上，我多麼渴望，像華佗再世的潘韞珊院長，能輕輕揮一下魔法棒，保住我最珍愛的兩顆臼齒。

「我只是輕輕摸一下，妳的牙齒就掉下來了！嚴重牙周病引起的……」溫柔婉約的潘院長，以輕柔語音跟我說。

看著掉落的臼齒，現實太殘酷了！當下我只覺得腦門一片空白，鼻酸眼紅瞬間飆淚！我沒有哭，只是眼淚就像泉水一樣流滿面。

怎麼會？怎麼會醬子？不可能！不可能呀？

我的老天鵝啊！我從來都沒有蛀牙呀！什麼是牙周病？

從小到大我健康整齊潔白的牙齒，一直備受讚美！所有形容健康漂亮牙齒的詞如雷貫耳。例如：齒如珍珠、明眸皓齒、唇紅齒白、齒列如貝、牙齒如編排的海貝般潔白整齊，真像閃爍著光彩奪目的珍珠！

感謝父母的好基因，讓我天生就有整齊潔白健康的好牙齒。加上從小就非常注重潔牙，所以從來沒有蛀牙，更不曾牙痛，到牙科只有洗牙。完全不知：「牙痛不是病，痛起來要人命！」是什麼感覺？

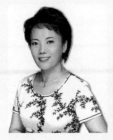

吳錦珠
國際知名暢銷書作家

　　永遠不會忘記，那天我躺在魔法牙醫的診療椅上，因為無法接受莫名奇妙掉了兩顆臼齒，內心像被掏空一樣迷惘的我，淚流滿面跟潘院長說：可以讓我在這好好哭一場嗎？

　　如夢幻泡影，如露亦如電，我的兩顆臼齒啊！如清晨的露珠，太陽出來後就會消失；如同閃電一般，瞬息即逝，怎麼就這樣永別了？

　　多麼的脆弱和無力的我，突然想起有蛀牙跟牙痛經驗的好友們說：

- 半夜牙齒痛到睡不著，痛到想撞牆！
- 牙痛整天哎呀呀，冷熱酸甜全部怕！
- 世界上最痛苦的事，不是失戀，而是牙痛！
- 愛情的療法就和牙痛一樣，只有兩種：不留著，就拔掉。
- 獅子牙痛難忍，張口發現滿嘴蛀牙。
- 頭上髮沒光，嘴裡牙齒晃。
- 哎呀！我的媽，拔絲地瓜，變成拔齒地瓜啦！

　　有次在上海跟台商陳董聚餐，記憶猶新的是，正當滿桌佳餚賓主盡歡，服務員端上一道好吃的點心，熱燙燙的拔絲地瓜。來來來用筷子夾住一塊地瓜，可以拉出很長的糖絲，所以叫拔絲，剛拔出來絲的地瓜非常的熱……把絲拉斷入口。說時遲那時快，正當陳董熱情示範拔絲的吃法，只見大家尖

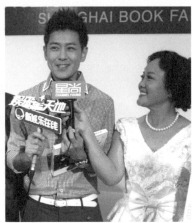

從小到大我健康整齊潔白的
牙齒，一直備受讚美！

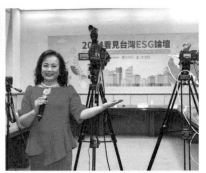

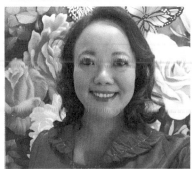

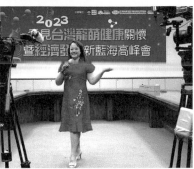

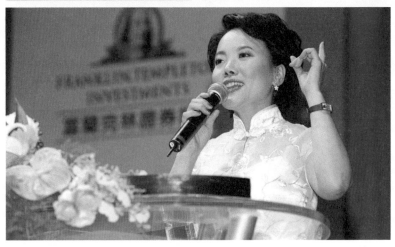

聲驚叫，原來陳董竟將拔絲地瓜，變成拔齒地瓜啦！

哎呀！我的媽！陳董眼見熱硬拔絲地瓜送進口，卻將他嘴裡僅剩不多的，且蛀得只剩半顆真牙，硬是給拔出口。黏在拔絲上的半顆蛀牙，有黑黑的結石，殘根的牙冠都蛀掉了，好黑好噁心啊！

現場賓客都嚇得花容失色，直呼快吐了！錯愕傷心的陳董說：我嘴裡就沒幾顆真牙，可寶貝的很。哎呀，現在吃拔絲又少了一顆牙！從此，拔絲地瓜變成他的黑名菜單。

還有一位億萬富翁大老闆許總裁，為了保住因牙周病導致，右上方搖搖欲墜的一顆真牙，聽信朋友說益生菌可能有效。於是他特別買了昂貴的益生菌，每隔一至兩小時，就將一至兩匙的益生菌，往嘴裡那顆搖晃的牙齒撒，並用舌尖去碰觸。結果原本一瓶可食用三十天的益生菌，許總裁三天就吃完了。那顆牙不但沒保住，他還因為吃太多益生菌而狂拉肚子。

身受牙痛困擾的人們不計其數，根據一項「國人牙痛恐懼指數」的調查顯示，國內有八成民眾畏懼看牙醫，六成牙疾病患會忍痛兩至三天以上，忍到真的受不了，才肯去看醫師。多數人以毛骨悚然、膽戰心驚、惶恐不安、魂不附體，來形容坐上診療椅時的恐懼害怕心情！

看牙真的有可能不痛嗎？

一般人害怕的原因，不外乎就疼痛及鑽牙的聲音令人驚恐。潘韞珊院長說：很多患者都是因為，對於看牙醫產生過度恐懼的心理，一拖再拖導致延誤治療，讓原本不嚴重的問題，最後演變成最困難的案例。

「魔法牙醫深深明白患者的心情，因此專精於無痛麻醉門診，高科技的設備輔助科學的方法，有效降低患者治療時的不舒適。看診時，很多患者都會在療程中睡著，醒來後對我說：

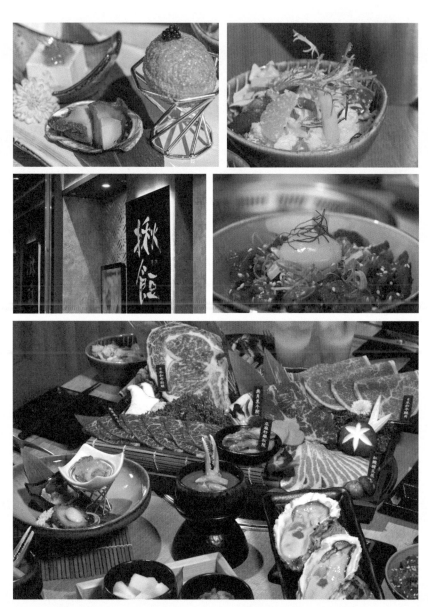

▲品嘗美食細嚼慢嚥，健康瘦身延年益壽。（揪飪燒肉餐廳提供）

給妳看牙真是享受！」潘院長強調：因無痛牙科治療並不是噱頭，加上醫護人員視病如親的態度，重視每一位患者的需求及感受，絕對顛覆您對於一般牙科的刻板印象。能給您最安全、有效、快速、低痛感及傷口小的治牙療程。

什麼是牙周病？牙周病是什麼？

以前的我真的不懂，直到莫名其妙，掉了兩顆臼齒，才知道牙周病，是恐怖的牙齒殺手！於是跟微笑美齒藝術家潘韞珊院長合作，誕生了這本《100歲不掉牙的祕訣》暢銷新書。

溫柔婉約的潘院長視病如親，詳細問診了解每一位患者牙齒、工作型態生活作息、相關疾病史，以充分治療及重建美齒。在長期採訪寫作此書過程中，她鉅細靡遺向我解說，各種牙病的起因、過程、治療、重建、保養……

讓我徹底明白，為何我會莫名其妙得了嚴重牙周病，一點都不疼也不痛，就掉了左上方兩顆臼齒？

潘院長說：錦珠老師妳會得牙周病，絕對不是莫名其妙，只是妳平常太輕忽了！

詳細對照潘院長所言，我的確是屬於牙周病的好發族群。身為資深媒體工作者、國際暢銷書作家、演說家、專業主持人，經年累月東奔西跑，世界各國飛來飛去採訪、演講、主持……挑燈夜戰寫稿，熬夜晚睡外加睡眠不足，工作壓力大，為跟時間賽跑三餐飲食，忙碌時常常囫圇吞棗，無法細嚼慢嚥。尤其是潘院長再三強調的，潔牙要徹底，每天要多次刷牙，每次刷牙要長達10分鐘……

擁有一口好牙，不只能品嘗美食，懂得如何正確飲食，更能健美瘦身變苗條哦！有八個多月的時間，我幾乎天天從早到晚，都在魔法牙醫診所，親自採訪寫作編輯製作潘院長新書。熱情體貼的潘院長，每天都提供她家自煮便當，全都是新鮮好

吃的「原型食物」。所謂的原型食物，就是土裏種出來的、母體生出來的，不含加工不添加額外的調料。是天然的雞肉、鴨肉、魚肉、牛肉、豬肉、羊肉，不是重組肉，更不是香腸、培根、漢堡肉。多蔬食少紅肉，多粗食少精製。充分攝取微量營養素、膳食纖維與植化素。飲食口味清淡、少油、少鹽、少糖、不吃醃漬品、油炸和高脂高糖食物，六大類食物都要吃。

我每天開心愉悅的吃吃喝喝，每餐都有新鮮的肉類、牛肉、豬肉或燒肉、魚蝦、青菜水果。有時還有揚名國際台灣最知名的美食鬍鬚張魯肉飯。讓人甜滋滋，吃起來很療癒的美味阿默蛋糕下午茶。潘院長特別教我：吃飯一定要細嚼慢嚥，吃飯慢瘦更快，真的耶！我沒有變胖反而變瘦，真的超驚喜！她特別強調：吃飯細嚼慢嚥的好處，放慢進食速度，讓大腦接收飽足感的荷爾蒙，根據研究顯示，每餐慢慢吃可以少攝取88 大卡。吃東西細嚼慢嚥，多多咀嚼加上細緻、不過分用力的咬合好處很多！能增進臉部的血液循環，讓肌膚更健康亮麗。而且咀嚼次數增加，有助於刺激腦神經和血液循環，能幫助消化、養顏美容、瘦身減肥、延年益壽。

《100 歲不掉牙的祕訣》暢銷書，潘院長將二十多年來，專業優秀資深的寶貴看診經驗，傾囊相授無私分享，內容豐富多元，字字珠璣精彩可期，詳讀必將受益良多。

特別感謝聯合文學，周昭翡總編輯、李文吉總經理、仁豪主編、劭璜資深編輯、榮芝資深美編及優秀專業的編輯團隊；魔法牙醫潘韞珊院長、執行長、頂尖醫療醫師團隊、Amber，對此書的鼎力相助！

走進魔法牙醫，體驗像魔法般看牙的感動！讓潘院長帶領的台大博士及頂尖魔法牙醫團隊，為您精心重建牙周病，重拾健康貝齒的燦爛笑容，黑白人生變彩色！

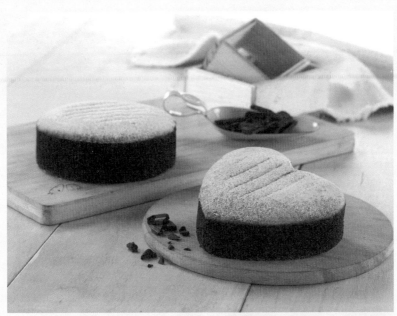

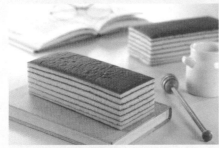

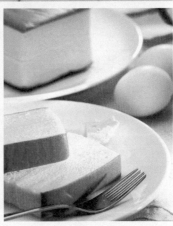

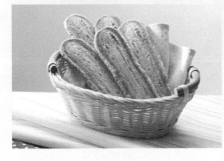

▲品嘗美味蛋糕讓人心情愉悅，吃完
記得要刷牙喔！（阿默蛋糕提供）

阿默官網

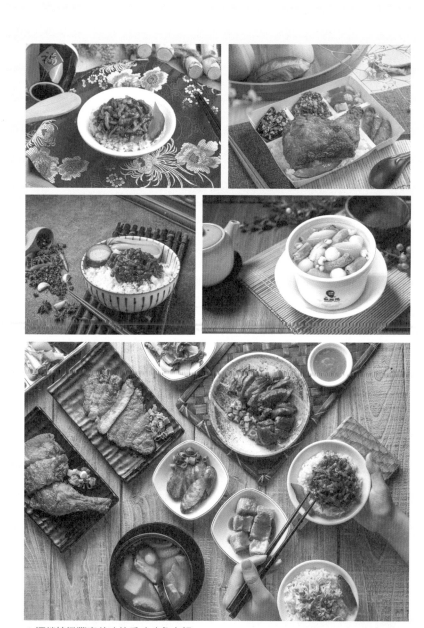

▲極端精緻豐富美味的香噴噴魯肉飯、
排骨飯、四神湯，擁有一口 健康好
牙，更能咀嚼出幸福的滋味。（鬍鬚
張魯肉飯提供）

官方LINE

當期型錄

牙周病 vs. 零遺產 ——
資深牙醫師與牙周病患者的真情對話

文 / 潘韞珊（魔法牙醫診所院長）

牙周病重建後，黑白人生變回彩色！
（上）

　　近幾年，在 LINE、微信等通訊軟體，我看到很多人分享，一位知名律師提供給中年民眾的建言，大意是：「過往，不少理財專家、保險業務都強調『節稅』的重要，告訴你如何將個人的資產最大化，保留給自己親愛的孩子。然而，如果想要小孩孝順你，或是擔心小孩不孝順，站在法律的觀點，完全不建議這麼做。」

　　「因為打過太多官司，看過太多家庭爭鬥。」故律師誠心奉勸大家：「先別急著規劃遺產！讓孩子等著接受天上掉下來的資源。」因為孩子長大後，將來是否願意孝順父母、是否會努力上進、是否肯吃苦耐勞，是我們無法百分之百保證的。

　　「況且，為了家庭、生活、事業打拚了大半輩子的你，難道認為你的孩子不應該在青壯年時，為自己的人生、為這個社會努力打拚嗎？」

　　這樣的觀點，一語道破了驅動整個社會進步的力量，並與我閱讀過的一本著作，產生了高度連結。這本書是美國知名對沖基金經理 Bill Perkins 的《Die with Zero: Getting All You

Can from Your Money and Your Life》（2021），他所帶來的「零遺產」（Die with Zero）思維，與律師提出的建議，不謀而合。

> 「人生只有這一遭，我可不想在年老的時候，後悔沒能將自己一輩子的積蓄，好好運用、體驗生活。我不想在最後，覺得自己搞砸了一切。」——Bill Perkins

身為一位早已邁入不惑之年的牙科醫師，看診二十多年來，在門診中面對過無數疑難雜症的患者。這些臨床經驗，讓我有一個特別深的體悟。來診的患者，絕大部分，都是經濟不算匱乏的，其中包含了不少在事業上極有成就的人，他們投入了大量的心力於自己的工作上。然而，面對迫切且嚴峻的口腔健康問題，卻再三拖延，甚至請求醫師選用最便宜的材料即可，希望盡可能節省自己的治療費，不求長遠的健康，只要先止痛，其他的都等以後有空再說。

類似的情況不勝枚舉，總讓我感到震驚又無奈，因為這如果是我自己的牙齒，我一定不會做出這樣的決定。我很怕生病、無法享受美食，所以特別注重健康，如同該書中提到的：「太多人懼怕缺錢，卻完全不怕自己錯過了人生體驗。」

「健康是最大的財富」已經不必由我再來重複；而「零遺產」的觀念，仍有需要植入人心的迫切性。

太多人，一輩子，花了大部分的時間賺錢；但到了尾聲，疾病找上門，甚至身體垮了，而沒有機會享受人生。錢賺得越多，對自己越是節儉，對孩子的遺產越是有可能提前規劃。但是，你有想過嗎？當我們把這些資產規劃、分配出去的那

一刻,自己便少了一分享受這個繽紛世界的機會。

在我們寫這本書的同時,很榮幸受邀參加了國際巨星李連杰《超越生死:李連杰尋找李連杰》新書發表會,他精湛的武術造詣、生動的角色詮釋,都在影視作品中展現。在新書發表會中,他說 2004 年在馬爾地夫遭遇南亞海嘯,同年因拍攝《霍元甲》摔傷,以及在青海發生嚴重高山症等,一年內經歷三次生死交關、命懸一線,深刻體驗到人生無常,行善須及時,於是決定投身公益慈善事業。最後語重心長的提到:「利他利己,一定要先利己,照顧好自己,才有能力去利他。」

已故蘋果電腦創辦人賈伯斯,因患胰臟癌,抗癌長達八年仍不敵病魔辭世。有太多在事業上極有成就及名氣的人,為大家在在證明健康是最重要的。

從現代醫療的角度,若患者有牙周病,醫師從 X 光片看見的是——嚴重的齒槽骨破壞、嚴重的牙齦發炎、缺牙等等問題,患者本應從發現的時候就立刻積極治療。我們都知道,面對身體疾病時,必須「早發現、早治療」,才能有機會去提高治療的成功率,避免憾事發生。但是,很多患者卻停留在數十年前的刻板印象:牙齒老了自然就會掉,何必花大錢!或是,牙齒掉光還是可以活著呀……諸如此類,寧可把自己的健康狀況,及未來的生活品質放一邊,也不願意多花錢在自己身上。

這是相當可惜的。一再拖延,缺乏健康意識及預防觀念,也導致社會大量的健保醫療資源被浪費。多數人不了解,牙齒與人體的其他器官,是密不可分的。故本書將透過對缺牙、牙周病的深入剖析,希望讓大家真正了解自己的牙齒,對症下藥、積極治療,甚至有能力提前預防牙周病的發生,提高

大家的口腔健康意識。此外，更希望破除關於牙齒、牙齦、牙周的種種錯誤與迷思，本書看三遍，保證你可以省下許多冤枉錢。看完你將會了解：「牙周病是失智症危險因子」、「缺牙對於腸胃是可怕的負擔」、「牙齒不健康會加速人體老化」等等現代牙醫學預防、治療、保養的正確觀念。

從刷牙流血、牙齦腫脹、發炎，至牙周病的發生、牙齒鬆動、搖搖欲墜，到最後甚至自動掉落，就如同癌症的發生，無聲無息，等你發現的時候已悔不當初。牙周病所帶來的缺牙危機，除了美觀上的困擾，更嚴重的是降低人體咀嚼食物的能力，進而導致腸胃營養吸收率下降、腦部皮質層的正向刺激減少，當自律神經無法將正向的刺激傳遞給身體各個器官，使得老化、失智、腸胃及慢性疾病等等更容易惡化，讓身體健康每況愈下。

"There are people who have money, and there are people who are rich." —— Coco Chanel

身為一位治療牙周病已逾 23 年的醫師，在此獻上最誠摯的祝福，閱讀此書的你，不只是有「錢」而已。讓財富為你帶來身心靈的充實，讓健康成為最有價值的投資。成為注重牙齒健康、盡情享受美食、擁有彩色人生的——真正的富人。

究竟是「詐騙集團」？
還是「魔法牙醫」？

文 / 吳錦珠（國際知名暢銷書作家）

牙周病重建後，黑白人生變回彩色！
（下）

　　這是一則真實的笑話，魔法牙醫的櫃臺同仁，曾經接了一通諮詢牙周病要怎麼治療的電話。櫃臺同仁告知這位來電的中年大姊說：「您可以現場來給我們院長諮詢哦！潘院長專精牙周病治療及美齒重建，而且看牙患者都說不會痛……。」

　　「你們的案例都是真的嗎？我看你們官網上的照片，前後對比也差太大了，根本不是同一個人，是假的……？」中年大姊說。

　　「真的，真的是同一個人啊！絕對沒有造假。」櫃臺同仁無奈的回答。

　　「假的假的啦！完全不像同一個人，你們是詐騙集團！」中年大姊非常激動的掛上電話。

　　原因是有很多本來牙齒沒剩幾顆，而且外觀已經非常不好看，甚至牙齒「走山」的患者，在魔法牙醫經過潘院長專業的全口美齒重建後，擁有了如巨星般的笑容，被治療過的患者們都說：「潘院長真的有魔法，感覺自己判若兩人。」

　　「看診二十多年來，我觀察到許多原本牙齒所剩不多、咬合不良的患者，在美齒重建後，後續追蹤發現，無論是身體或是精神狀況，都有正向的改變，不但氣色變好，看起來變得年輕、有活力，他們還常說，自己的黑白人生變回彩色，

也大幅改善了生活品質。」潘院長自信滿滿的說。

她進一步指出：「大家千萬不要以為口腔中，只缺一、兩顆牙，好像並不影響進食，但其實牙齒的咬合不良，會影響荷爾蒙分泌及新陳代謝，若忽視不理，長期下來可能會產生不可逆的嚴重慢性傷害。因此，千萬別小看缺牙帶給我們身體的影響。」

潘院長除了在牙科重建非常專業以外，還有一個重要的祕技，就是會教患者運用正確的口周肌肉微笑，讓患者有比例勻稱和自然的微笑曲線，這牽涉到醫師的藝術美感，是技術、經驗與美學的結晶。

此外，在結束療程後，潘院長都會告知患者一定要每半年回診定期檢查洗牙、調整咬合，如果是牙周病患者更要定期回診進行水雷射支持性牙周滅菌，這樣才能確保患者的牙齒健康，有機會使用到老。

很多患者都是因為對於看牙醫，產生過度恐懼的心理，所以一拖再拖，導致延誤治療，讓原本不嚴重的問題，最後演變成困難的案例。潘院長深深明白患者的心情，因此精研於無痛麻醉門診，並投入高成本使用高科技的儀器設備輔助治療，有效降低患者治療時的不適感，讓患者遠離看牙的恐懼。

來魔法牙醫看診的很多患者，都會在療程中睡著，醒來後對潘院長說：「潘院長給您看牙，真的是種享受。」因此「無痛」牙科治療並不是噱頭，而是有科學的方法可以憑據，加上醫護人員視病如親，重視每一位患者的需求及感受，絕對顛覆你對於一般牙科的刻板印象。

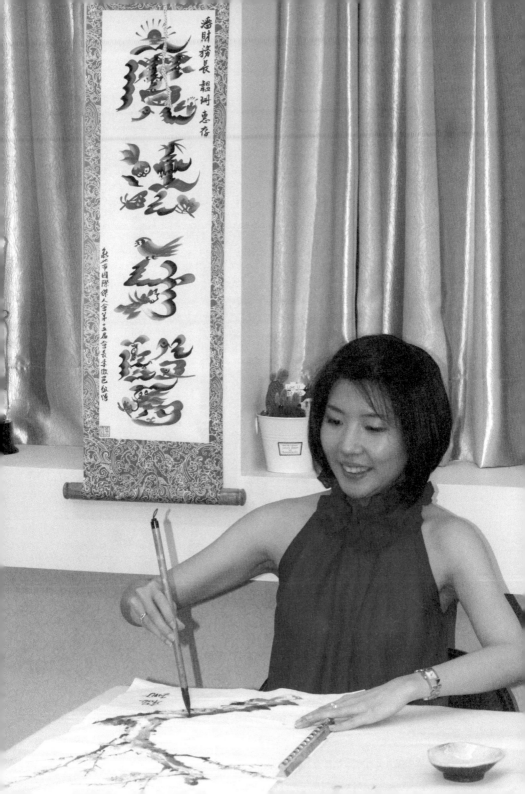

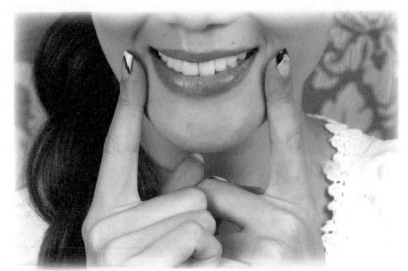

▲充滿自信美麗的黃金微笑曲線。因為完美的笑容，除了需要注意牙齒本身固有的黃金比例外，整口貝齒最後呈現在患者的臉上，是否協調對稱、自然，需要醫師的細心及富有美感的視覺測量，才容易達到。

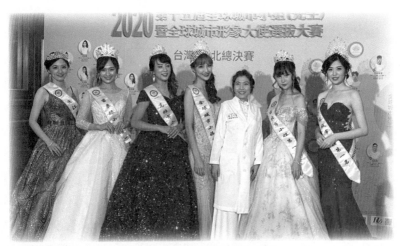

▲潘院長受邀擔任 2020 全球城市小姐「微笑美齒總顧問」。

微笑美齒藝術家
潘韞珊院長享譽國際

文 / 吳錦珠（國際知名暢銷書作家）

牙醫行善，公益傳愛。

「小朋友，嘴巴要張得跟河馬一樣大哦！」在亂石遍地、苔蘚蔓延、樹木草叢在石頭裡生長，有「奇跡之國」之稱的柬埔寨，一所神祕又荒僻的小學裡，出現這句如天籟般溫柔牙醫院長的美聲。

才華出眾的澳門女兒立志行醫

在綠蔭黃土和藍天白雲的映襯下，古樸簡陋的校區中，一大群小學生和村民們，在教室、走廊或樹下席地而坐，閃爍著期待的眼神，露出缺牙的天真笑容。他們正在引頸期盼著，這位來自臺灣專業的魔法牙醫潘韞珊院長看牙。

「我們很幸福，在臺灣看牙的時候，有舒適、漂亮的候診間，有高溫高壓的清潔消毒器具。但柬埔寨的小朋友與村民們，當牙齒痛的時候只能『拔牙』。勇敢的柬埔寨小朋友，拔牙時打麻醉，不哭不鬧，但我的腳蹲得好麻呀！」這是一向熱心公益的潘韞珊院長，曾經飛往柬埔寨義診行的肺腑之言。

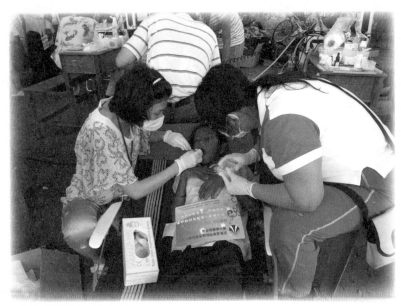

▲潘韞珊院長柬埔寨義診行。

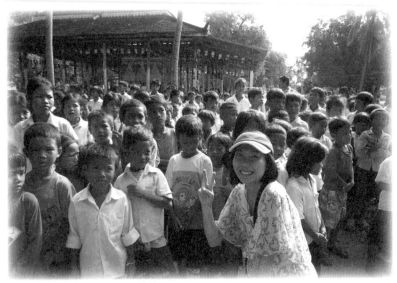

▲潘韞珊院長赴柬埔寨，為兒童們義診。

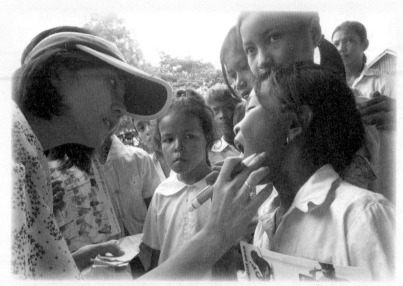

▲親赴柬埔寨義診行的潘韞珊院長愛心無遠弗屆。

擁有「美齒藝術家」美稱的潘韞珊院長，妙手回春。行醫二十多年來，獲獎無數。以獨到的美感天賦、靈活巧手，幫助患者從心靈到生理、由內而外的全面改善，更是富有愛心與同理心的慈善家。

潘院長從出社會至今二十多年，從未停止捐款。世界展望會、家扶基金、捐血車、捐血袋等等，皆持續捐贈。她說由於從小血壓偏低，雖然是運動員，但不符合捐血條件，這是她的遺憾，所以她只能捐贈捐血袋、捐血車，盡一份綿薄之力。2016 年更發起「讓愛延續：撿珍珠計畫」，幫助臺灣因故不能繼續升學的孩童完成學業。雖然並不是非常龐大的捐款，但潘院長強調，捐款全數捐贈於有需要的家庭團體，沒有任何的行政費用。

她說：「某天我在文茜小妹大節目中，看到撿回珍珠計畫的報導，當下覺得非常感動，馬上加入資助這些小朋友，在

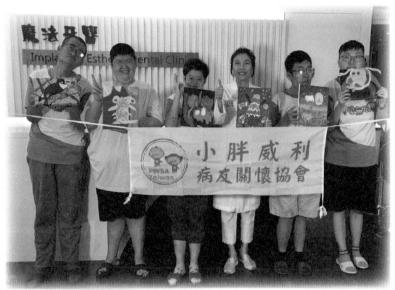

▲潘韞珊院長（右三）關懷「小胖威利協會」。

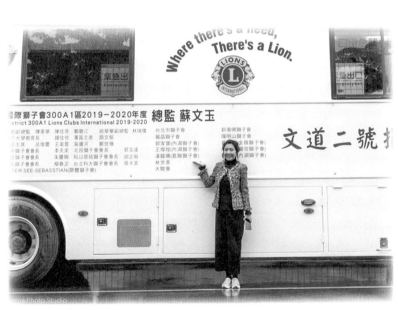

▲愛心滿溢的潘韞珊院長，與國際獅子會一起捐贈捐血車。

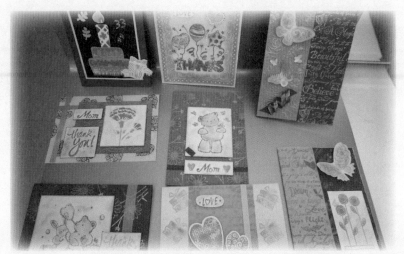

▲「讓愛延續：撿珍珠計劃」，受到資助的小朋友寫給潘韞珊院長的謝卡。

演講時，更號召牙醫師們一起參與。我一直認為教育是改變社會的根本。所以後來在臺灣由自己發起了讓愛延續：撿珍珠計畫，幫助臺灣因故不能升學的孩童完成學業。」

讓藝術融於美齒醫療之中

喜歡學習、主動積極、求知慾強，求學過程中，不僅沒上過補習班，更在國二就當家教，大學期間，也幾乎沒有花到家裡的錢，生活開銷依靠自己兼職家教賺取。當牙醫師 10 年之後，在執業忙碌之餘，仍深耕藝術，被老師推薦到北京師範大學研讀書法研究所。自她親手揮毫的書法洞悉，起筆入定、揮翰縱橫自如，直至收筆一氣呵成，是流暢到位的完美展現，文字神韻內蘊逸靜之美，讓藝術融於美齒醫療之中。

座落於臺北市南京東路的魔法牙醫診所，空間場域視覺協調，以簡約時尚為主題，紫黑色調畫龍點睛，散發優雅氣質

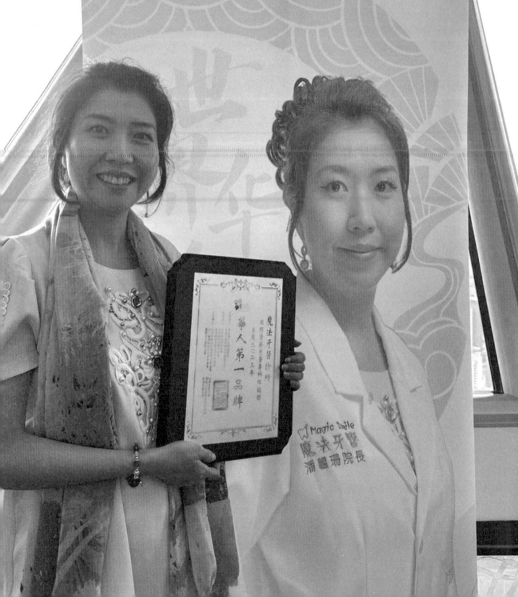

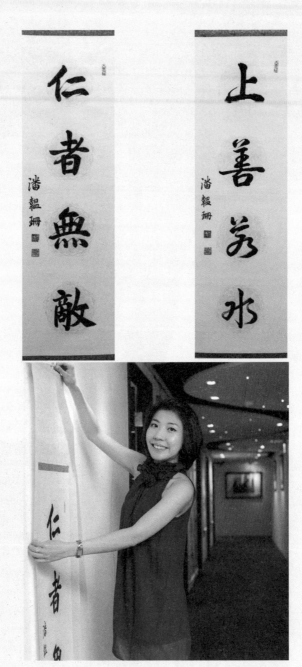

▲具有書法天分的潘韞珊院長，讓藝術融於美齒醫療之中。

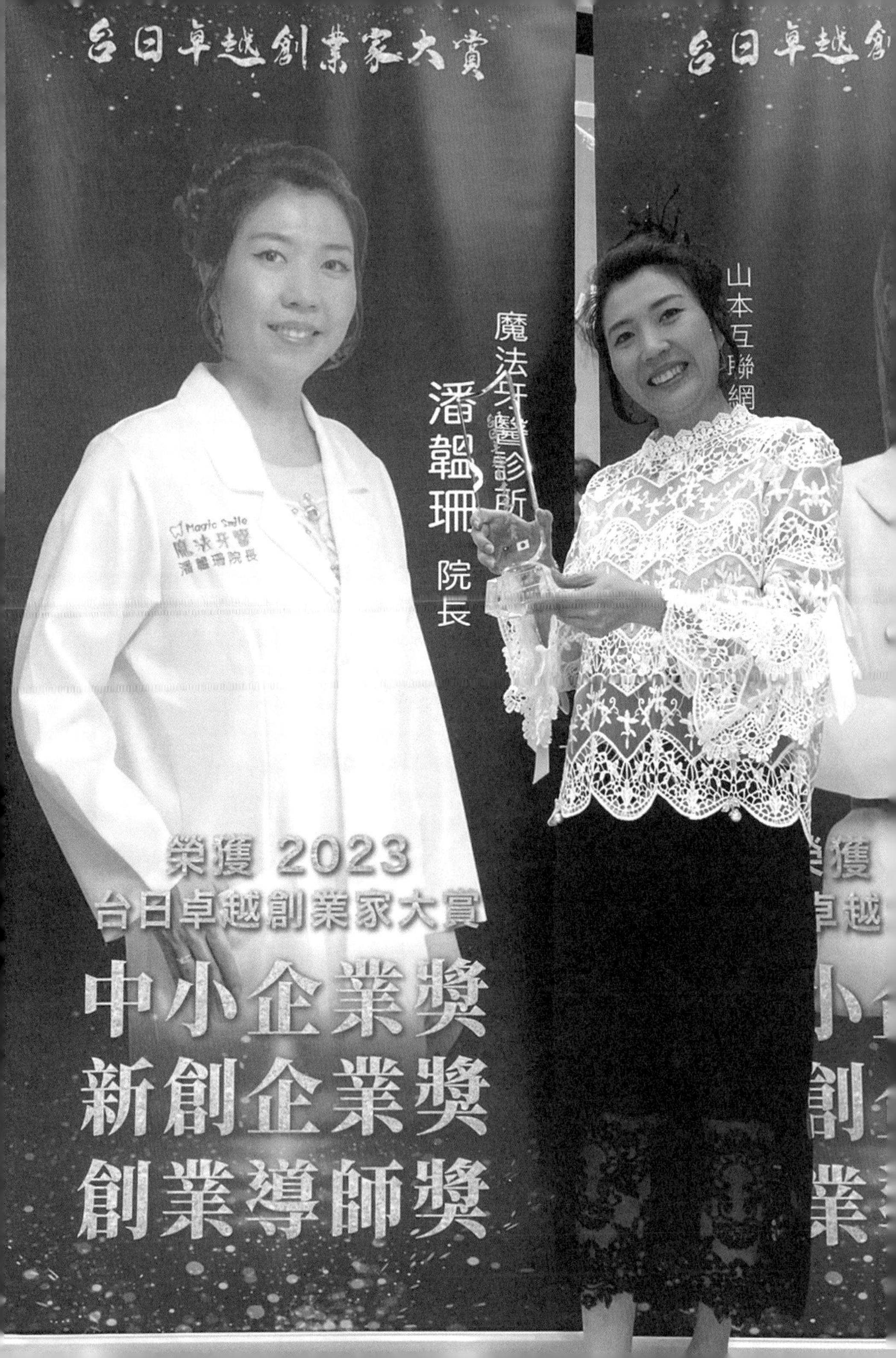

台日卓越創業家大賞
魔法牙醫診所
潘韞珊 院長
Magic Smile
魔法牙醫
潘韞珊院長
榮獲 2023
台日卓越創業家大賞
中小企業獎
新創企業獎
創業導師獎
山本互聯網

風格。診所的環境用色及規劃全由潘韞珊院長親自設計，並無假手於設計師。她以高超的仁心仁術、治療美感、精良醫療儀器設備讓大家遠離看牙的恐懼，造福無數病患。

潘院長的專長是，無痛門診，治療快、狠、準，並專精於困難案例。秉持患者至上，堅持給患者最好的醫療品質、最舒適的環境。

「視病如親」、「我們的服務就像是一個圓，只有起點，沒有終點。」把每位患者，都視為自己的家人、朋友好好照顧，做到醫德行善之理念。

潘院長是臺灣首批運用新型口腔雷射之醫師，經常受邀至國內外各醫學會擔任講師，是大家公認的美齒重建專家。同時，更跨界研究口腔顏面美容醫學，讓醫科的整形、微整形與牙科融合，更精進了現代牙醫美學，並身任臺灣、兩岸多個口腔美容、微整形醫學會講師，展現美感長才。

以全口美齒重建創造現代牙醫新里程

開啟潘院長醫學學識的啟蒙學校為臺大牙醫系，她說在學校所學的範疇為傳統牙醫學，但為求進步，自己畢業後經常參與國內外的醫學研討，並修讀牙科產業研究所，因深深了解身體與牙齒密不可分，故進而修讀自然醫學，發表其論文：

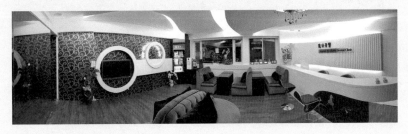

▲魔法牙醫診所優雅的大廳。

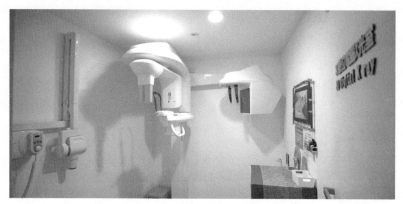

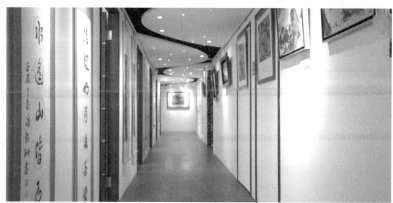

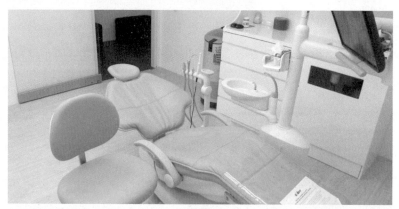

▲魔法牙醫診所藝術走廊及環境，皆由潘院長親自設計，無假手於設計師。

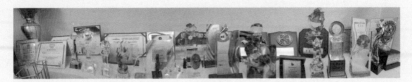

▲魔法牙醫診所獲獎無數。

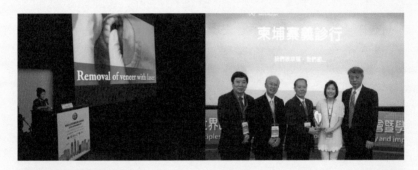

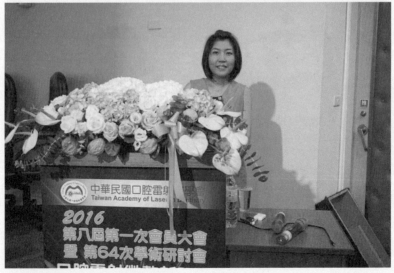

▲潘韞珊院長曾受邀至世界各地演講。

「牙齒的咬合點、脊椎的支撐點、足弓的立足點共構人體平衡與健美」。

「我熱愛這份工作！很多患者做完全口重建後，回診追蹤拍照時，我發現他們的氣色、外觀整體都有正向的改變，讓我非常有成就感。」她開心的說。

擁有全口美齒重建專業的潘院長，常從體貼患者的角度出發，因此研發出一套全口快速美齒療程。她提到：「全口美齒重建或快速矯正，適用於多種類型的牙齒問題，例如：『嚴重牙周病』、『多顆蛀牙及缺牙』、『咬合凌亂』、『假牙黑邊』、『嚴重暴牙』等，療程大約七天至一個半月。與傳統牙醫學的處理方式不同，療程中以水雷射進行微創術式，讓患者幾乎無痛感，且療程時間短，術後仍可正常上班上課及飲食。」是健康醫療與視覺美感之結合。

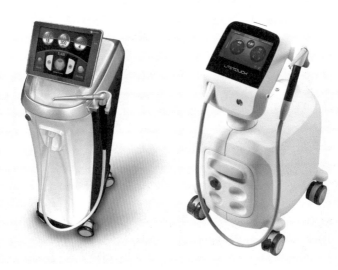

▲先進的醫療儀器。

潘院長致力於微創治療和無痛療法，以微創技術大幅降低治療過程中的不適感，使就診可以是輕鬆愉快的體驗。所以有很多特地從國外坐飛機遠道來臺的患者，包括中國大陸、香港、澳門、日本、韓國、新加坡、馬來西亞、歐美等國家，也有許多糖尿病、高血壓、心臟病，甚至是抗癌後的牙周病患者，都來到魔法牙醫，除了信任潘院長的高度專業，更肯定臺灣的牙醫與醫療實力。患者經過治療後，就像重獲新生般，展現自信燦爛笑容。

　　2022 年魔法牙醫通過「國際醫療／觀光醫療專科組」之申請，潘韞珊院長，將臺灣先進的微創牙科治療技術，在美學領域的卓越成就揚名國際。

　　「健康是優先的，美是附帶給患者的。」作為牙齒難症治療專家，潘院長格外注重患者的日常保養，因此希望藉由傳遞正確的牙齒保健觀念，從根源解決、預防牙齒問題。繼第一本《看好你的牙》在中國大陸出版，發行上市於各大機場、書店通路，獲得廣大讀者熱烈回響後，許多患者引頸期盼她能夠分享更多的知識，於是《100 歲不掉牙的祕訣》第二本新書，於臺、港、澳、陸、新、馬、日、美等地發行，再發行有聲書，以親切、活潑又不失專業的方式，將正確牙齒治療及保健理念推廣至全球，解開患者許多牙科迷思。

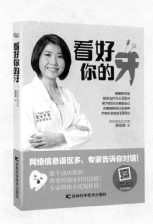

▲《看好你的牙》是一本全民牙齒保健指導手冊。

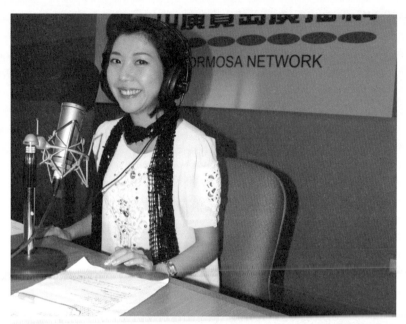

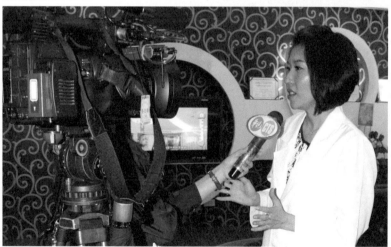

▲魔法牙醫潘韞珊院長，是媒體爭相報導的高知名度牙醫師。

牙周病與整體健康的關係

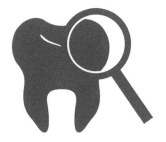

如何檢視自己是否有牙周病？

影片：哇，哪來這麼大口氣？口臭原因大解析！

　　看診二十多年來，門診中有太多患者，對於自己被診斷出牙周病感到相當錯愕！因為他們不但沒有發現任何異常，也不知道到底是何時開始罹患此症？ 這往往是因為牙周病發生的過程，經常是沒有痛覺的，時常被忽略，也不容易根治或預防。

　　在臨床上，除了「X 光片」，其實還有更科學的方式可以判斷是否有牙周病。由於「X 光片」主要用來檢查口腔的「牙齒」和牙齒周圍的「齒槽骨」、「牙周韌帶」等組織，但對「牙齦」、「牙周」是否腫脹、發炎、流血則無法得知，無法確定牙周病是現在進行式，還是以前曾經很嚴重、現在已經穩定了、「牙周囊袋」已經變回正常了？因此，若牙醫師能夠在門診中，把「牙周囊袋」中的牙菌斑取出，放在載玻片跟蓋玻片上，用光學顯微鏡放大六百倍，就可以清楚觀察到患者口中的牙周病菌，例如：螺旋桿菌的「量」以及「活躍程度」。如此，醫師便可以推測患者目前牙周病的嚴重程度；而過去已確診牙周病的患者，經過牙周病治療之後，也可以再一次透過這樣的檢測，判斷牙周病是否已得到控制或改善。

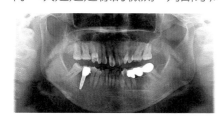

X 光片可以用來檢查牙齒、齒槽骨等硬組織，以及牙周韌帶是否因牙周病而「變寬」等等情況，但無法看出牙齦等牙周組織是否處於腫脹、發炎、流血。

🦷 大家常見的牙周病警訊，你中了嗎？（自我檢查）

☐ 牙齦紅腫：多由牙齦發炎引起，牙周病的前期多為慢性牙齦炎，無痛感。

☐ 牙齦出血：無論是刷牙流血，或使用牙線時流血，都是牙齦發炎的症狀。

☐ 牙齒鬆動：牙周病因牙周長期發炎導致牙齒周圍齒槽骨的流失，使牙齒變得鬆動、搖晃。

☐ 牙縫變大：牙周病患者的牙齒容易因鬆動、位移，使牙與牙之間的縫慢慢擴大。

☐ 門牙變暴：牙周病患者常伴有「口顎功能異常」，即吞嚥時舌頭長期推擠牙齒，而成人每天吞嚥口水超過 1000 次，便會讓牙齒不穩定，導致暴牙。

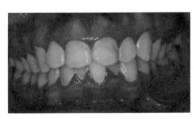

▲牙齦紅腫。

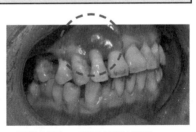

▲牙齦有膿包，甚至有膿液滲出。

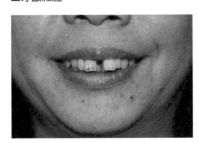

▲牙齒外移、開縫。

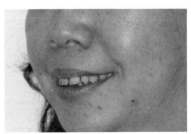

▲口顎功能異常，所導致的暴牙及開縫。

綜合以上，最容易判斷自己有沒有牙齦炎的方式就是「牙齦出血」，無論是刷牙的時候會流血，使用牙線的時候會流血，這些情況都是牙齦發炎的症狀，必須盡快就醫，讓醫師檢查並進行治療，以免未來演變成嚴重牙周病。

一般在門診中，牙醫師判斷患者是否有牙周病，還會使用「牙周探針」來探測「牙周囊袋」的深度。

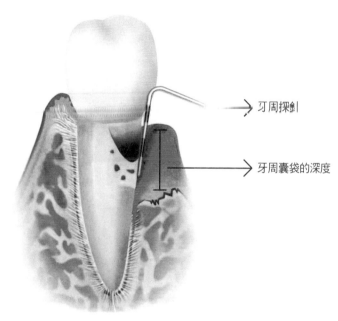

牙周探針

牙周囊袋的深度

▲牙周病牙周囊袋深度圖。

醫師如何檢視牙周病的嚴重程度：以牙周探針測試「牙周囊袋」的深度

健康的牙齦	約 2-3mm，沒有牙周囊袋
牙齦炎	囊袋深度 <5mm
輕度牙周病	囊袋深度 >5mm
中度牙周病	囊袋深度 5-7mm
重度牙周病	囊袋深度 >7mm

　　藉由檢查牙周囊袋的深度，可以判斷是否有「齒槽骨」吸收、下降等牙周病症狀，但利用牙周探針探測牙周囊袋頗為不適，部分患者甚至會感到疼痛，所以不少人看到牙周探針都會心生畏懼。然而若是經驗豐富的牙醫師使用「超音波洗牙機探頭」，為患者進行洗牙時，就能明顯感受到患者牙周囊袋的深淺是否為正常值。如果是牙周囊袋過深的患者，就代表已經產生齒槽骨破壞，便可稱之為牙周病。

　　此外，牙周病患者的口腔中，容易有異味，原因是牙菌斑累積在牙齒牙縫以及牙周囊袋的深處，甚至已經形成了多塊深度牙結石，成為了細菌專屬的大宮殿，如此一來他們繁殖速度自然變得飛快。而細菌的產物除了是毒素，還會製造硫化物，也就是口臭的來源。

患有牙周病的牙齒

這些患者皆有嚴重牙周病,如果你的牙齒看起來也是這樣,就要趕快積極治療了!

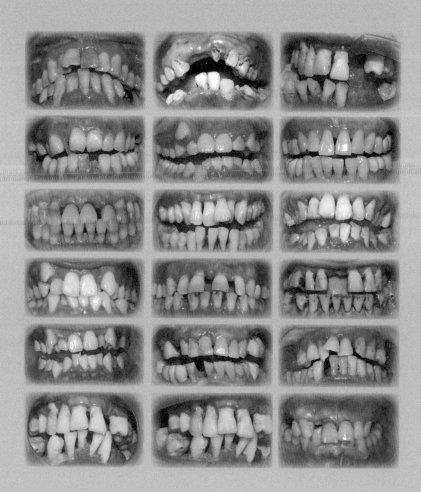

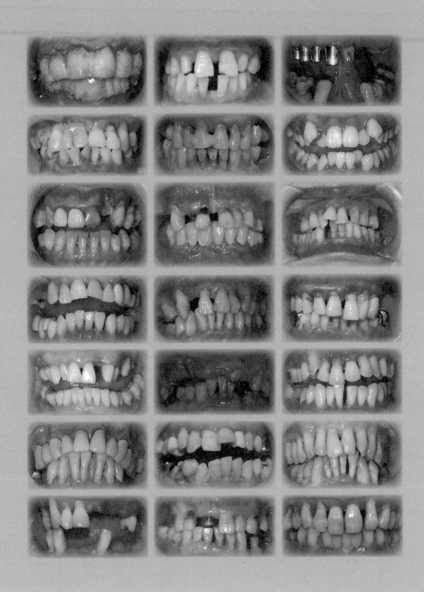

因此如果發現自己牙齦很容易流血，又有口臭的感覺，就要當心了！另外，如果把手洗乾淨，碰一下牙齒，覺得牙齒可以移動，甚至有搖搖晃晃的感覺，那麼該顆牙齒有牙周病的情況就顯而易見了；如果還發現自己的前牙「開縫」越來越明顯，往前飄移、往前傾斜，甚至有牙齒散開的情況，那可能是「口顎功能異常」所導致的牙周病！

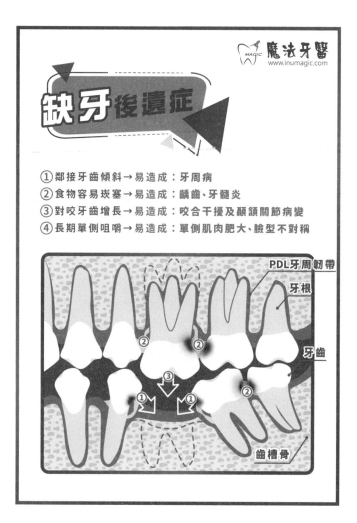

還有，如果發現自己「口水」一直都很少，也要特別注意是否容易有發生蛀牙和牙周病的狀況，需定期到牙醫診所讓醫師多做檢查。

🦷 牙周病患者常見的口腔狀況或牙齒的表徵

表徵或症狀	原因
牙齦紅腫、流血	由牙齦發炎引起，急性才會產生紅、腫、熱等，而牙周病的前期多為慢性牙齦炎，無痛感。
牙齦萎縮、牙根外露	牙齦反覆發炎，導致牙齦高度下降，牙根外露。
口臭嚴重	牙菌斑內有牙周病的細菌孳生，細菌代謝而產生的硫化物，導致口腔出現異味。
牙齒間開縫變大	牙周病患者常伴有「口顎功能異常」，即吞嚥時舌頭長期推擠牙齒，而成人每天吞嚥口水超過 1000 次，便會讓牙齒不穩定，導致開縫、暴牙及飄移。
前牙往外飄移、傾斜	
牙齒多處有「走山」的現象	
牙齒搖動、晃動	牙周病因牙齒長期發炎，導致牙齒周圍齒槽骨的流失，或因舌頭長期推擠使牙齒變得鬆動、搖晃。
牙齦有膿包	可能是牙周組織感染、發炎，如果經常好了又復發，必須找專業醫師確認是否已患有牙周病。

口水較少，或口水有變少時	可能由壓力、情緒緊張、營養不良等等引起，口水少時會造成牙菌斑容易堆積，引起蛀牙或牙周炎等，甚至演變成牙周病等。
多處掉牙、缺牙	牙周病破壞齒槽骨，造成牙齒動搖、掉落，而剩餘牙齒易移位，產生咬合傷害，使牙周病加劇。

以上種種都是牙周病的表徵。一般人容易誤以為牙周病是年紀大的「老人」的專利，但近年來，在臨床上看到非常多有嚴重牙齦炎的年輕患者。這可能和壓力大、作息不正常有關，免疫力下降時，牙周病的細菌便有機可乘。

透過口腔、牙齒的表徵，讓我們可以快速檢查，有沒有牙周病。此外，還有很多其他身體的疾病，與牙周病息息相關。例如：糖尿病、心臟病等，在現代社會已是許多人都有的文明病。此外，肺炎、類風溼性關節炎，甚至失智症、阿茲海默症，經過研究，不少學者也認為與牙周病有關。如有研究發現，阿茲海默症患者腦中的切片，竟然出現了牙周病的致病菌。

與牙周病有關的疾病──了解可反推、檢查自己是否有牙周病

疾病	與牙周病的關係
糖尿病	有糖尿病的患者，一定要到專業牙科診所檢查是否有牙周病。牙周病改善了，糖尿病也會較容易控制。

心臟病或心血管疾病	有心臟病的患者，一定要到專業牙科診所檢查是否有牙周病。因為牙周的細菌很可能會影響身體發炎反應，導致心臟病問題加劇。
鼻竇炎	口腔上顎的後牙與上顎竇（臉頰裡的空腔）非常接近，此處骨頭較薄，受到破損時，或者是牙周病、牙根根尖發炎等齒源性感染，都有可能引起上顎竇發炎。
肺炎	牙周病高度發炎因子，經微血管流至肺部引起。
類風濕性關節炎	牙周發炎時，就可能誘發身體裡的發炎因子，若發炎過程持續過久，就可能會產生自體免疫疾病，而類風濕性關節炎就是由自體免疫引起的慢性關節炎。

　　除了透過牙齦炎、牙周病的表徵來檢視自己的口腔狀況，我們也能透過疾病與疾病之間的關聯，了解自己整體的健康狀況，進而提高對於疾病的警覺性。無論是口腔問題，或是其他部位的疾病，「及早發現、及早治療」，避免錯過黃金治療期，才是有機會「擺脫牙病、省下許多冤枉錢、維持身心健康」的好方法。

牙周病竟然與這些疾病有關！

影片：你真的刷對了嗎？正確潔牙的重要性！

　　牙齒的問題，與人體的各個部位環環相扣，因此牙科，對於其他醫科來說，是息息相關、密不可分的！過往有許多其他醫學科別的醫師，在聽完我的演講後，感嘆的說：「原來牙齒的小問題，竟可能釀成身體的大疾病。」

一、糖尿病

　　大部分的人都難以想像，牙周病對於糖尿病患者來說，是加速病況惡化的兇手之一；反過來說，糖尿病患者，本身就是牙周病的高危險群，糖尿病患者罹患牙周病的機率，比一般人高出二至三倍。

　　不少牙科醫師，在臨床上都有這樣的經驗 —— 糖尿病的患者，一旦得到牙周病，比起一般人，更容易出現廣泛性的發炎，導致全口都相當嚴重。糖尿病患者在高血糖的狀態下，使得免疫功能下降，牙齒周圍孳生的細菌更容易入侵體內。此外，糖尿病患者又因為膠原蛋白代謝異常，使復原能力降低，傷口不容易癒合甚至惡化，當牙齒周邊的血管通透性產生變化，進一步引起發炎物質的變化，牙周病與糖尿病都會造成身體的慢性發炎，交互影響之下形成「惡性循環」。

　　在臺灣，近年來，越來越多醫療院所設置了「糖牙整合門診」。在我的門診中，也曾遇過相當多患有牙周病的糖尿病患者。其中一位令我印象深刻，他在初診時即告知，平時飯

前空腹血糖約為 180 mg/dL（一般人飯前空腹血糖正常值為 70～99 mg/dL；若為 100～125 mg/dL 即屬於糖尿病前期）。在經過評估、首次為他進行牙周病雷射處理兩週後，再度回診時，他相當激動的告訴我，飯前空腹血糖已進步為 120 mg/dL，是近幾年來的「新低」，這令他感到非常振奮！

糖尿病與牙周病的治療同時並行，雙管齊下，除了可以預防牙周病惡化所導致的掉牙危機，對於血糖控制也有相輔相成的效果。因此，糖尿病患者一定要找專業的醫師定期做牙科檢查，確認有無牙周病，早期發現、早期治療，才能讓血糖得到更好的控制。而有糖尿病控制得好，也對牙周病治療有一定的幫助！

二、懷孕不良反應及早產

俗話說：「生一個孩子，掉一顆牙。」雖然就現代牙科醫學治療及預防的角度來說，已經不至於如此嚴重，但是，懷孕期間的女性，的確容易因進食更頻繁、時間拉長、嗜甜食或酸性食物，又因體內荷爾蒙改變，較平時容易感到疲憊、睏倦，而疏於對牙齒的清潔，導致牙菌斑堆積，使得蛀牙機率大幅增加，還可能出現牙齦發炎、腫脹、流血等問題，甚至引起牙周病。如果因為牙周病這些藏在牙齦溝的致病菌或發炎物質，透過血液循環而影響胎兒，嚴重時最終可能造成寶寶早產與體重過輕等等狀況。

因此，備孕時期，若有已知的口腔問題或牙周病，應於懷孕前積極治療；懷孕期間，更應持續注意口腔清潔與保健，可以進行不上麻藥的「水雷射支持性微創滅菌治療」，以維持牙周健康。此外，也有研究指出，由於體內「動情激素」、「雌激素」、「黃體素」和「絨毛膜促性腺激素」等等「荷爾蒙」的變化和升高，這些荷爾蒙在牙齦溝液內的濃度也會

上升，正好提供了牙齦溝中的牙周致病細菌，特別是黑色素厭氧桿菌（Provitella intermedia）營養來源而大量繁殖，從而導致牙齦的發炎，使得內皮血管細胞受傷，產生大量發炎因子，讓血管通透性增加，而讓牙齦腫脹、發炎、流血等狀況變得更加嚴重，形成妊娠牙齦炎，也會導致牙周病細菌大增，而更具破壞性，甚至進一步惡化為牙周病，這些口腔相關疾病都很有可能透過血液循環直接或間接影響胎兒的健康，更可能導致早產。

因此，考量到妊娠牙齦炎可能影響懷孕的結果，希望避免早產、胎兒體重過低等等狀況，目前台灣的衛生福利部建議女性，在備孕時及受孕前，要完成口腔全面性的檢查和治療，避免在孕期中產生口腔方面的疾病，對準媽媽和新生兒皆有可能產生不良影響。而台灣目前的健康保險也針對懷孕婦女，提供了每三個月一次的健保給付洗牙（一般成人則為每半年一次），讓準媽媽們及寶寶們的健康受到更進一步的保障。而臨床中，若有牙周病的孕婦，因為通常很害怕上麻藥會影響胎兒，故我經常使用「水雷射」，在不需要打麻醉藥的情況下進行支持性滅菌治療，懷孕的患者大多都能接受。

三、心血管疾病

有相當多的研究結果顯示，牙周病與心臟病呈現高度正相關。不少統計皆揭示，有牙周病的人，罹患心肌梗塞及中風的機率，是一般人的二至三倍。因為牙周病本身即為牙齦、牙周組織的長期發炎反應，而藏在「牙周囊袋」（也就是受到破壞而變深的「牙齦溝」）中潛藏的細菌含有很多毒素及發炎物質，它們經由發炎的牙齦組織或傷口，透過血液循環流向全身，甚至進入心臟，引起心血管的發炎反應，形成血管粥狀硬化的斑塊，而提高罹患心血管疾病的風險。

所以我常和患者說：「好的心臟科醫師，一定會先請患者去檢查是否有牙周病，如果有，應和心臟病同時積極治療！」

四、自體免疫疾病

自體免疫疾病，如：類風濕性關節炎、紅斑性狼瘡等等，都是因為自體免疫系統出現異常，所形成身體的慢性發炎反應。女性的發病率是男性的三倍，所有年齡層都可能發生，在我的門診中，有幾位患者的確是女性，她們在開始處理牙齒時並沒有此疾病，但幾年後就突然患有此疾病，接著牙周破壞就更嚴重了，於是我就為她們做「水雷射」支持性滅菌治療及追蹤，目前效果良好。

根據統計，有牙周病的類風濕性關節炎患者，比沒有牙周病的類風濕性關節炎患者，多了近兩倍。牙周病患者的口腔內，往往有大量的細菌繁殖、堆積，它們不僅會引起牙齒周圍組織的發炎，也有可能侵入體內，引起身體的發炎反應。

「發炎」是身體受傷時，進行修復的過程，若整個過程持續過久，就容易產生自體免疫疾病，而類風濕性關節炎便是其中一種。

初期的類風濕性關節炎，除了容易在早上醒來時出現僵硬、疼痛感，且會有疲倦、噁心、無力、骨頭或肌肉隱隱作痛等等困擾，有些人還會出現發燒症狀。中後期，嚴重則會導致骨骼破壞、關節扭曲、變形等等，進而影響全身器官。

令人難過的是，像類風濕關節炎這樣的自體免疫慢性疾病，目前並沒有辦法百分之百根治，一旦發生，就只能靠藥物、飲食、作息、壓力調節等等方式，試著與之共處，避免惡化。

因此，這也是我們一再強調，定期洗牙、定期檢查、植牙後定期回診進行「水雷射牙周病滅菌治療」的原因，必須讓專業牙醫師，定期妥善清除藏在牙周的細菌，控制體內的發

炎反應，才能避免牙周病及其他疾病交互作用而使之惡化。

五、腸胃疾病

　　牙周病也和我們的腸胃健康有關。除了咬合不良、牙齒搖晃、缺牙等情形，可能會讓人咀嚼困難，增加腸胃道的負擔，造成營養吸收困難以外，還有研究顯示，牙周病主要病原菌之一的「具核梭桿菌」，有可能讓人容易罹患大腸癌，此外，大腸直腸癌多數是息肉演變而成，研究發現，癌化的息肉裡充滿大量具核梭桿菌；另外，牙周病也有可能會增加「幽門螺旋桿菌」感染，而「幽門螺旋桿菌」和「胃癌」息息相關。

六、肺部疾病

　　已有文獻指出，口腔發炎與呼吸道發炎、感染有關，所以牙周病也可能提高肺炎發生的風險，例如：「慢性阻塞性肺病」及「吸入性肺炎」兩種呼吸性疾病。「慢性阻塞性肺病」常見於有吸菸習慣的人，因為抽菸會使得呼吸道變狹小，進而造成阻塞。而有研究發現，老年人活動假牙上的菌種和吸入性肺炎菌種高度重疊，因此把牙齒刷乾淨，避免引起牙周病，對預防肺炎也有一定程度的幫助。

　　除了上述疾病之外，還有人類免疫缺乏病毒（HIV）、血液或結締組織疾病，甚至是「毛小孩」口腔內的毛滴蟲、阿米巴原蟲，都有研究指出和人類的牙周病有關。貓貓、狗狗口腔內的毛滴蟲、阿米巴原蟲，可能會透過與人類的親密接觸，例如：與我們親吻、舔嘴、共食等等，傳染給我們而造成牙周病，原因是在人類牙周病患者的牙齦溝裡面，也有發現滴蟲、阿米巴原蟲等，牠們也會對牙齦及牙周組織造成破壞。當然，並不是所有與牙周病相關的研究，都會被寫在教科書裡，但是有許多疾病與疾病之間的關聯性，都是慢慢被

研究出來的，換句話說，有可能在十年、二十年後，會有更多科學家發現更多與牙周病有關的疾病呢！

與牙周病有關的疾病	原因
心血管疾病	牙齦組織或傷口的細菌、發炎物質，透過血液循環流向全身，甚至進入心臟，引起心血管的發炎反應。
糖尿病	糖尿病患的免疫功能下降，讓牙齒周圍的細菌變得更容易入侵體內。 糖尿病患的膠原蛋白代謝異常，讓組織修復能力降低，更容易引起身體的慢性發炎。
懷孕不良反應	荷爾蒙改變導致牙齦容易發炎、出血，牙周病的細菌也有可能透過血液循環影響胎兒。
風濕性疾病	牙齦、牙周的發炎物質侵入體內，引起全身性的慢性發炎反應，導致自體免疫疾病。
腸胃疾病	牙周病的病原菌，可能成為大腸癌息肉的病原菌。 牙周病也被發現與幽門螺旋桿菌相關，嚴重影響胃部健康。
肺部疾病（呼吸性疾病）	口腔發炎，可能會引發呼吸道發炎、感染。

失智症	
阿茲海默症	
腦炎	
人類免疫缺乏病毒	這些疾病都有可能跟牙周病的感染有關
血液或結締組織疾病等	
鼻竇炎	
愛滋病	

影片：為什麼植牙的價差這麼大？該怎麼選擇？

總統竟是牙周病好發族群！

　　這個主題非常有趣，那些被很多人認為最不可能罹患牙周病的人，反而成為牙周病的高風險族群。為什麼呢？事實上，這與他們的工作壓力、責任息息相關。

哪些工作族群較容易得牙周病？

　　為什麼我們說「總統」是牙周病高風險族群呢？總統必須日日處理、應對國家的大事，負擔沉重，只有短短幾年的時間可以展現政績，因此對總統而言，這幾年是壓力大、負擔大、工作時間長的辛苦工作。

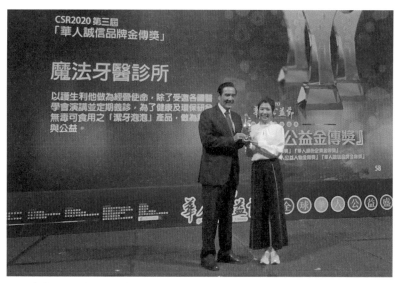

▲前總統馬英九（左）頒獎給潘韞珊院長。

此外，高層官員、企業老闆、大學教授、工程師、導演、作家、藝術家、研發人員和軍人等工作類型的族群，通常都面臨許多工作壓力，工作相當繁忙，或工作時間較長，或自由時間有限。換句話說，你可能現在想休息一下，但無法隨時休息；你想仔細潔牙，但無法找出時間。

由於長時間工作，你可能希望或必須先完成工作，像軍人那樣需要遵從嚴格的紀律，連刷牙的時間都變得非常有限。因此，在我的診所中，我們看到很多年輕的軍人患者牙齒非常不理想，多數都有嚴重的蛀牙，而年長的軍官則患有嚴重的牙周病。

這個族群讓大家跌破眼鏡！

最後，有一個令人意想不到的牙周病高風險族群 —— 家庭主婦！不要認為家庭主婦們似乎整天都在家裡，並沒有工作壓力。實際上，她們每天要處理的事務相當繁瑣。她們要照顧全家的營養，關心孩子的學業和成長，擔心丈夫的健康，負責處理家務等等，有的甚至還兼任家庭財務長，負責整個家庭的收支平衡。而且，她們全年無休，365 天都在工作，所以，千萬不要低估家庭主婦，她們也是容易處於高壓的族群。

對於全心全意照顧家庭的主婦們，牙醫師建議在繁忙的家庭生活之餘，每天撥出時間關心自己，以正確的方式和足夠的時間來潔牙，管理口腔衛生，維護牙周健康。每半年定期到診所洗牙、檢查，早期發現、早期治療，才能省下未來不少看牙的冤枉錢！此外，懷孕的女性也應特別關注牙周狀況，因為在懷孕期間，體內荷爾蒙產生變化，牙齦變得較脆弱、容易出血，如果忽視口腔衛生，可能會導致妊娠牙齦炎或牙周病。

牙周病發生的原因與生活習慣、遺傳基因、身心健康都有

關。請記得，除了奉獻於工作之外，我們一定要優先關心自己的健康，只有良好的健康狀態，才能享有高品質的生活，也才有機會繼續追求事業成就。

牙周病的成因與生活方式、遺傳基因、身心健康息息相關。雖然我們不容易去改變工作型態，也無法改變遺傳因素，但我們可以盡力調整生活習慣，潔牙方式，並定期回診，進行「水雷射牙周病滅菌治療」改善口腔健康。

此外，請注意，並不是以上這些職業的人一定會患上牙周病，一切都視個人情況而定，重要的是，個人對於口腔衛生的認知程度，以及罹患牙周病後想要治療的積極態度，和是否願意改變生活習慣等等因素。

失眠是牙周病的幫兇

影片：一天到底要刷幾次牙？什麼時候刷才對？

在臨床上我發現不少牙周病患者，常伴有睡眠障礙。失眠和牙周病，其實有著密切的關係。常遇到患者因為追劇，超過深夜 12 點鐘，甚至凌晨 1 到 2 點才睡覺。長期之下就會睡眠不足，影響身體健康。

如果你是這類族群，要改善牙周病，一定要檢視自己的睡眠時間，是否充足？因為當我們在追劇、看美股的時候，心情起伏，甚至相當亢奮！這些都會影響你的自律神經。睡眠不足會讓免疫力下降，加上自律神經失衡，兩者加疊之下，就會讓我們口腔的牙菌斑增多，自身的免疫軍團失守，口腔的牙菌斑中的致病菌增多，而讓牙齦發炎變嚴重，牙周病更容易發生及惡化。

長期失眠、睡眠不足，都會引發自律神經失衡，導致排除病原體的自然殺手「NK 細胞」活性降低，並讓與免疫系統相關的「介白素 2」（Interleukin2, IL-2）受抑制，這就是導致免疫力降低的主因，讓口中的細菌有機可乘，繁殖速度變快，數量大幅增加，長期下來就會形成惡性循環，使牙周病更加不容易控制。

「心理影響生理」相信大家皆有所聞。過大的心理壓力會影響人體的自律神經系統，也會讓內分泌系統產生變化，使下視丘及腦下垂體分泌「皮質醇」，皮質醇又被稱為「壓力荷爾蒙」。當壓力荷爾蒙過高時，會降低人體免疫力。此外，

也可能會因腎上腺髓質分泌腎上腺素及正腎上腺素，導致免疫細胞功能被抑制。儘管確切的機轉至今尚未明確，但有一定數量的實驗結果，皆認為心理壓力與牙周疾病有關。在臨床中我非常認同此一理論，因為壓力大的患者群，牙周病的確較容易復發，其中又以高齡者更為顯著。

此外，有研究指出睡眠時間過短，唾液量就會減少。而唾液不僅可以降低口腔中的細菌量、中和其酸性並減少食物殘渣，口水中含有的抗體，能抑制入侵口腔中的細菌活動，因此唾液量減少，就會提升牙周病風險。而口水量變少時，也會容易產生口臭，這就是口中的細菌量增加所導致。也有研究指出，有睡眠呼吸中止症類型病症的民眾，比無此病症之民眾較容易合併重度牙周病。睡眠呼吸中止症的患者會因睡眠品質較差，導致實際睡眠時間不足，且大多使用嘴巴呼吸，使口水的分泌量減少、口腔變得乾燥，這些都會助長牙周病菌孳生。

改善睡眠障礙的方法有哪些？

在我的門診中，有睡眠障礙的患者，我常常和他們分享，一夜好眠的方法。如果他們有認真照著做，回診時都說有明顯的改善，大家不妨試試。

今年 46 歲的我，從來沒吃過半顆安眠藥，只有因為飛到美國要調整時差時，吃過一兩顆褪黑激素。首先，睡前的 2 到 3 個小時，千萬不要想工作，也不要一直煩心沒有做完的事情，避免引起自律神經亢奮。如果睡前想要看電視消磨時間，最好看已經看過 2 到 3 次的舊片，研究顯示這有助於紓壓，因為已經知道劇情了。心情煩躁時，則可以觀看大自然景色的特輯，例如：國家地理雜誌，或是一些可愛的動物頻道，有助自律神經放鬆，讓心情變得寧靜。

若是睡前看股票、忙工作，心煩意亂壓力大，就非常容易失眠了。建議可以考慮做 SPA、按摩、放鬆，很多按摩師都説，客人回家晚上都變得很好睡，原因就是血液循環變好、自律神經放鬆。此外，睡前不要劇烈運動，避免讓自律神經亢奮而睡不著。還有溫度，大家也要注意，太冷、太熱都容易睡不好。夏天太熱沒開風扇或空調，冬天太冷被子不夠暖，都容易醒來而睡不好。睡前也可以泡熱水澡，或是以溫熱水泡腳，讓血液循環變好、心情愉悦。最後建議大家，利用白天去踏青、爬山，因為自然界很多 α 波跟芬多精，會讓我們自律神經正向、放鬆。

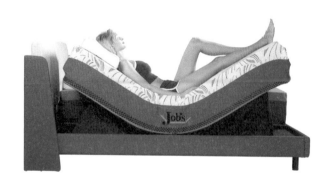

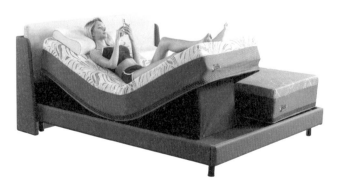

▲現代人常常睡前熬夜滑手機追劇，容易導致失眠。（床的世界提供）

缺牙是失智症的危險因子

影片．失智症權威醫師失智了？！

　　阿茲海默症與牙周病有關嗎？

　　近幾年，醫界對失智症的研究，有了一些新的突破及發現。阿茲海默症是最常見的癡呆症，全球已有數千萬人罹患此病，且日益增加，又因社會高齡化的趨勢，此議題自然會讓更多人關心，並投入更多的資源來進行研究。

　　其中，2019 年在網路上盛傳老年癡呆是「傳染病」之類的文章，內容描述致病細菌研究，以及牙齦疾病產生的「牙齦蛋白酶」和阿茲海默症可能是有關係的。主要是有學者發現已逝的老年癡呆患者的大腦中，有「牙齦卟啉單琳胞菌」（Porphyromonas gingivalis, P. gingivalis），它是牙周感染最重要的致病菌，與慢性牙周炎的發生發展密切相關。其致病性歸因於一系列毒力因子，例如：菌毛、莢膜、脂多糖、牙齦蛋白酶等。相關毒力因子的致病機制，引起了國內外學者的廣泛關注。當口中的細菌會經由人體各個管道入侵大腦，可能會引起「Beta 澱粉樣蛋白」增加，這就會導致老年癡呆的結果。

　　當然，這樣的發現並未能指出牙齦炎的病原體，就會導致老人癡呆。但是，牙周病可能是阿茲海默症的危險因子，這句話相信學者們也不會反對。原因是在多篇的報導研究中，專家都不約而同地指出：「牙齒、口腔疾病的相關細菌顯著增加，會提高罹患阿茲海默症的風險。」所以把牙齒刷乾淨、

維持口腔健康，是相當重要的。

有研究指出，當牙周病的細菌跑到腦部，可能會產生異常的蛋白質，傷害神經細胞，並影響腦部健康。當然並不是說人得了牙周病，就一定會造成老人癡呆症，但可以用另一種方式解釋這段話，當人們的牙周病非常嚴重，如果不加以控制，口中的細菌量非常高，牙周病的細菌毒素使身體產生啟動發炎反應的「細胞激素」（Cytokine），甚至透過身體的神經、血管、淋巴等通道，使平常難以入侵的腦部屏障失守，而沒有辦法喝止「細胞激素」，跑到腦部、傷害腦部，進而產生專家所公認阿茲海默症的致病因子，也就是大腦中的「澱粉樣蛋白斑塊」（Amyloid beta plaques; Aβ plaques）。

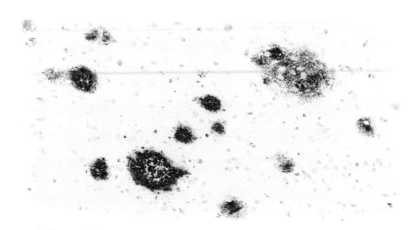

▲澱粉樣蛋白斑塊。

目前科學家努力想要找出去除「澱粉樣蛋白斑塊」的方法與機轉。找到前因後果以及解決方法，就有機會治療阿茲海默症。

過去研究發現牙周病的病原體，有可能通過人體的各個屏障，跑到腦部來誘發這些「澱粉樣蛋白斑塊」的產生。無論

這個研究是否為百分之百真實，總而言之，牙周病的預防與治療，絕對是對人體有百利而無一害的，因為身體各個部位本來就無法被切割，牙齒與其他器官組織都有微妙的相互關連。

有多位自然醫學領域的醫師，以及日本的齒科博士，也都曾在不同書籍、研究文獻中表示認同「牙齒是身體的臟器之一，身體很多原因不明的疾病，與牙齒咬合不良有關。」而是否有缺牙，以及牙齒的咬合是否良好，都會影響我們的交感及副交感神經間的平衡。因此，缺牙顆數越多的患者，他們的荷爾蒙分泌就會比咬合正常、沒有缺牙的患者來的差，此外，腦部接收的訊號也會變得沒有那麼正向。

前幾年我和獅子會的會姐一起到屈尺老人院做社會服務時，帶著助理們做了一個訪查實驗，訪問了一百多位老人，這些老人是能夠自由行走的，也能夠正常說話與應答，而我設計了幾個簡單的問題，並檢查這些長者們口中有多少顆牙齒、咬合是否良好。良好的定義是，牙齒上下能夠對咬，並足以咬爛食物。

結論是，口中健康牙齒顆數越多、咬合越良好的同年齡長者，他們在回答同樣的問題時速度會比較快，而且表達也較為清晰，雖然這一個訪查實驗並非十分嚴謹，但在統計上的結果，可以明顯看出良好與非良好牙齒狀況所產生的區別。

「缺牙是失智症的危險因子」，在日本、香港、歐洲已有相當多的臨床實證，本人看診二十多年來，在門診中也常會看到牙齒數不多、咬合不良的患者，雖然這些患者的年紀較長，但經過重建後，他們精神狀況及身體狀況都明顯變得比較好。後續追蹤患者的照片，更發現他們的膚色從暗沉變明亮，皺紋從多變少，而消瘦的體型變得較豐腴，肥胖的體型變得較適中，這些都是荷爾蒙分泌變得正向，以及代謝變好所致，因為「心理」會影響「生理」，故牙齒變「美」變「健

康」後，也會帶給身體正向的訊息，無論是外貌或身心健康。因此，希望大家不要以為缺一、兩顆牙好像不影響吃東西，就忽視它們，因為它們帶給我們的傷害一開始往往是無形的，但卻會帶來嚴重的後果。

　　缺牙問題還可能影響到脊椎、骨盆歪斜、長短腿，或是足弓不平衡的症狀，我也曾發表自然醫學博士論文：「牙齒的咬合點，脊椎的支撐，足弓的立足點，共構人體平衡與健美！」所以，積極治療牙周病，進行全口的重建，對全身的健康有著重要的意義。

影片，牙齒能抗衰老？父親 70 歲生日，脖子竟然沒有紋路！

牙齒是凍齡的關鍵

　　「凍齡」這個詞相信大家都不陌生，尤其是 30 歲以上的男女，對這個詞特別趨之若鶩。「青春」是人們用金錢、權力、地位都換不回來的，所以更顯珍貴。但是對牙科來說，只要把牙齒的「地基」「顧」（固）好，把全瓷牙冠做好，人的牙齒是最容易凍齡的呢！

　　不僅外表能凍齡，牙齒也可以！讓牙周病穩定，好好照顧全瓷牙冠，有狀況時就及時更換，牙齒是有機會健康、美觀的跟你到老的，這不是什麼異想天開的事。只要定期回診，有問題馬上處理，沒有重大意外，身體健康、牙齒凍齡這件事情並不困難。

　　當我們把牙齦清潔乾淨，並定期做支持性水雷射保養，同時改善排解壓力的能力，這樣除了能讓生活作息更正常之外，也能擁有充足的睡眠，讓自己每天都有快樂的心情及健康的身體，這就是我們的牙周組織一直維持健康的撇步。而牙齒凍齡，也有助外表「凍齡」！

　　飲食要細嚼慢嚥、營養均衡，潔牙的時間跟方式都要足夠且正確。這些看起來可能要花很多時間，但都確實是我們每天必須要做到的。當我們花點時間心思把它做好，會給你帶來很長久且意想不到的「好」結果。

　　許多事情本來就要先付出，才會有收穫。「照顧牙齒」、「照顧健康」、「改善壓力」都是必須要先付出，並給予十足的「重

視」跟「愛護」，久而久之，身體也會給你正向的回饋。

　　原因是腸胃好，人就不會老。當我們有一口好牙，吃東西能夠細嚼慢嚥，使腸胃吸收良好，而正常的咀嚼會刺激腦部皮質層產生正向的訊息，讓每個器官能夠正常運作，當人體各個器官功能正常，生理機能正常，我們的外表自然就會比較年輕，故牙齒絕對會是凍齡的關鍵。

　　牙齒在臉部美學佔有非常重要的地位，年紀大的患者，如果還有一口好牙口，牙周組織就會比較結實，下半臉也比較不會變型，皮膚、皮下組織的脂肪、膠原蛋白也比較不會流失，看起來不那麼蒼老、有皺紋感。所以有一口健康美麗的貝齒，絕對會是真正從內到外「凍齡」的關鍵。

預防牙周病，刻不容緩

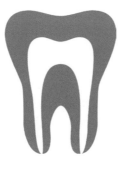

影片：看好你的牙第一集：原來這才叫正確刷牙！

為何正確刷牙能有效預防牙周病？

　　我在臨床上發現很多嚴重牙周病患者，刷牙的時間平均不超過一、兩分鐘，刷牙刷得不夠好、刷得不夠久，這是產生牙周病的重要原因。因此，想要擁有一口健康的好牙，一定要徹底改變潔牙的習慣。

食物 + 細菌 + 宿主 → 牙病

　　為什麼要一再強調潔牙的重要性？人體口腔內的牙齒，是用來咀嚼食物的，只要有食物殘留，讓細菌可以利用，細菌就會大量繁殖，引起蛀牙及牙周組織發炎。

　　我們的口腔，不像眼睛、鼻子、耳朵、皮膚等器官，並不會天天有食物殘留，即使幾天沒有清洗，也不致發炎。

　　但如果我們沒有認真用正確的方式刷牙，控制口腔內牙齒、牙周的細菌量，只要數天，藏在牙齦溝內的細菌就會暴增到足以產生牙齦炎，讓牙齦變得紅腫、容易流血；再過幾個月，牙齦炎可能就惡化為牙周病了。

當我問牙周病患者，刷牙到底應該「何時刷？」、「怎麼刷？」、「刷多久？」，幾乎沒有人答對！

　　有嚴重牙周病的患者，每天要刷 2 到 3 次牙，每次刷牙至少需要 10 分鐘。很多人覺得自己出門太趕、睡前太累，不可能每天做到。我都會建議，其實不一定都要求自己，只在「起

床後」或是「睡覺前」刷牙，可以利用其他精力充沛、能集中精神的時段，補足早晚刷牙不足的時間，這是一個顛覆一般人思維的作法。然而，這個方法非常有效。

以我自己為例，放假時，我常會在「晚餐前」刷牙，因為好幾個小時沒有進食，口水分泌減少，讓沖刷細菌的能力變低，口腔細菌量暴增，就會容易有口氣的問題。所以當我有空的時候，就會特別仔細的多刷幾次，10 分鐘一次，共刷三回。

那刷牙應該怎麼刷呢？首先，當然要先把牙刷洗乾淨，然後擠上我自己研發的「潔牙泡泡」，也就是取代牙膏的新發明。擠完潔牙泡泡之後，先刷大約 2 分鐘，把口中大部分的食物殘渣刷掉，此時大概只能刷掉口中厚厚的牙菌斑，總量的大約 1/5 而已。接著呢？記得在漱口漱乾淨後，將牙刷再次洗乾淨，並且擠上新的潔牙泡泡，潔牙泡泡的量其實不用多，重點是牙刷的「刷毛」必須「接觸清潔」，才能有效的把牙菌斑帶走，並不是牙齒有沾上「泡泡」就代表乾淨喔！所以，總共至少要重複三次，可能才有機會，把剩下 4/5 的牙菌斑去除乾淨。

何時刷？	除了早晚及三餐飯前、飯後外，也能在精力充沛的時候刷牙喔！
怎麼刷？	1. 第一次刷牙（大約兩分鐘） A：把口中的食物殘渣跟牙菌斑漱口、漱乾淨。 B：把牙刷洗乾淨。 C：擠上新的潔牙泡泡。 2. 第二次刷牙（重複 ABC 大約三到五分鐘） 3. 第三次刷牙（重複 ABC 大約三到五分鐘）
刷多久？	早晚各刷一次，每天共刷 20 分鐘

試想，如果拖地三次，都「不換水」、「不洗拖把」，這樣沾滿灰塵的地板會乾淨嗎？但如果，每一次都有換水、洗拖把，拖了三次，地板當然就乾淨多了，這和我提倡的潔牙方式道理亦同。

其實，多數的人都很難「一次」就把口中的牙菌斑全部清除，有一些特別的位置，例如：眼睛看不清楚的「後牙區」，或是牙齒與牙齒之間的「縫隙中」，以及牙齒與牙齦之間的「牙齦溝」。這些位置的牙菌斑，常常在刷完牙後仍然存在，因為只有沾上牙膏的泡沫，實際上牙刷的刷毛並沒有做到真正的「接觸清潔」，而殘留的牙菌斑，自然會繼續繁殖。

相信大家對「口臭」並不陌生！如果每次刷牙都只是刷個一、兩分鐘，或者甚至是隨便刷個兩、三下的話，可能過了半個鐘頭，連一點點涼涼的牙膏味都聞不到了，說話時還會有非常濃烈的異味呢！大家所謂的「口臭」，也就是細菌的代謝產物「硫化物」，它是異味的來源，如果沒有做到真正有效的潔牙，把口腔的細菌量控制到一定的量之下，隨著時間累積就一定會產生味道。

刷牙的注意事項	
選擇正確潔牙工具	說明
牙刷不能壞了再換	大約一個月要換一支。因為嚴重牙周病患者，如果一天刷兩次，每次 20 分鐘，一個月就刷了 600 分鐘。

小頭軟毛的牙刷	刷牙記得要選用「小頭」、「軟毛」的牙刷，太大的刷頭難以在口腔中轉動，也不利於後牙區的清潔，而毛太硬的牙刷，可能讓人因為怕痛而不敢按刷到牙齦溝。
牙線	牙縫的清潔，要靠牙線的幫忙。這裡必須留意牙籤、牙線棒，大多數牙醫師都不建議使用。牙籤可能讓牙縫變得越來越大，而牙線棒只能在牙縫中直上、直下的移動，除了會造成好不容易被牙線棒刮除的牙菌斑，在往上時，又卡回牙縫中，此外，如果牙齒有補綴物，使用牙線棒也可能造成補綴物脫落，容易引起二次蛀牙。
單束毛牙刷	後牙區如果在刷牙時覺得噁心、想吐，除了頭不要抬高，應低頭刷之外，可能要用單束毛牙刷，才有辦法刷到最後一顆牙齒的後面邊緣的位置。
牙間刷	針對較大的牙縫，使用牙間刷可以刷得更乾淨。可以先使用牙線清潔牙縫的平面，再使用牙間刷清潔牙縫的凹凸處。
沖牙機	這是一項非常有利於牙周病及矯正患者保養的好工具，但正確使用方法是有技巧的，需要 45 度角朝著牙齦溝的方向，或者是朝著牙縫中，停留超過五到十秒沖洗，反覆按摩牙齦，可幫助牙齦變得較強韌，改善流血發炎。請記得，沖牙機的輔助清潔，必須在「正確刷牙」後才更有顯著效果喔！

漱口水	一般來說，不建議大家天天使用漱口水，以免產生味覺改變、口腔黏膜刺激等副作用喔！但在牙科手術之後，或牙齦急性發炎的患者，建議可以使用漱口水，因為漱口水含有「Chlrohexidine」的抗菌成分。以我為例，一年都不會用到兩次漱口水，就像大家會天天吃「藥」來讓身體健康嗎？必須提醒大家，漱口水不能取代正確刷牙喔！實驗證明，刷牙前使用漱口水，只能去除口中 5% 的牙菌斑，因此，正確刷牙還是最重要的喔！
電動牙刷	經常有患者詢問我：「電動牙刷、一般牙刷，哪一種比較好？」其實，電動牙刷對於一些比較不會刷牙的小朋友，或是手部比較容易覺得痠的患者而言，是相對省力的輔助潔牙工具。但是，對於一般民眾而言，其實只要學會用正確的方式刷牙，一般牙刷就能達到良好的潔牙效果。所以，重點是學習正確的刷牙方式，這比選用電動牙刷來取代一般的牙刷更為重要。我的門診中，「電動牙刷」反而會讓某些牙周病患者的牙周病惡化，因為他們誤以為震動感很強，只要兩分鐘就刷乾淨了。
牙橋穿引器、超級牙線。	當患者口中有「假牙橋」，可以使用牙橋穿引器，來輔助牙線的使用，或者是超級牙線，來輔助清潔假牙橋的底部喔！
刷牙方式	說明
刷毛尖端必須朝向牙齦溝	牙刷刷毛應以 45 度朝著牙齦溝的方向刷，才能有效清潔牙齦溝裡的牙菌斑。

以接觸清潔去除牙菌斑	潔牙必須以接觸清潔去除牙菌斑，絕對不是只用潔牙用品的泡沫漱漱口，或沖牙機沖一沖，就可以取代刷牙的接觸清潔。
刷牙時機	說明
建議大家用餐完畢，不管能否馬上刷牙，至少也要趕快漱口，以免食物殘留，增加齲齒的風險、使牙周問題變更嚴重。	當我們用餐完畢時，口中的酸性會提高，這時牙齒就會變得稍微軟一些，牙齒的表面可能就更容易被磨損，或者被刷凹。因此，在飯後、口中酸性較高的時間點可以先漱口，盡量將口中食物殘渣及酸性降低，待三十分鐘後再用軟毛牙刷清潔牙齒並去除牙菌斑。如果全口都是假牙，或是植牙，那就應該在飯後馬上刷牙，去除口中的食物殘渣及牙菌斑，降低細菌量。
每次刷牙要刷三回，總共至少十分鐘。	每一次刷牙要刷三回，每一回都要徹底漱掉，漱乾淨後，再擠潔牙泡泡、洗牙刷、再擠潔牙泡泡。好比「拖地」，如果一桶水、一個拖把，從頭到尾都不洗、不換，但卻拖三次，你覺得能拖乾淨嗎？因此如果沒有確切的執行刷「三回」，卻刷了十分鐘的方式其實是錯誤的，不僅牙菌斑在口中被胡亂攪和，「可能還會被推回牙齦溝中」，所以記得一定要以洗拖把、換水後，再清潔地板的概念潔牙。

　　當我們沒有意識到口腔長期清潔不當的問題，可能衍生嚴重的後果，牙周病便悄悄發生，最後甚至讓人面臨掉牙的命運！牙周病，代表著牙菌斑的致病菌已經從牙齒表面，透過牙齦溝深入牙周，甚至往內侵入齒槽骨，使牙齒的地基不穩固，產生搖晃，最終造成牙齒鬆脫。

潔牙泡泡 vs. 牙膏

　　牙周病患者的牙齦溝，常因發炎而產生微小傷口，不應使用一般市售牙膏，因一般市售牙膏多屬美妝品類，含有化工成分，容易影響傷口。有鑑於此，我研發了潔牙泡泡，使用小農栽種的抗菌植物，包含：左手香、茶樹、薄荷及丁香等精油純露，其「天然抗菌」成分，相比於市售牙膏的「化工成分」更適合牙周病患者使用。

牙刷的選擇與使用方式

　　刷牙時，如果方式是正確的，使用刷毛較硬的牙刷，對於牙齒表面的污垢，會有一定的清潔作用，但是在許多人容易刷得過分用力的情況下，牙刷刷毛接觸到牙齦溝時，牙齒容易痠痛。此外，較硬的刷毛，在長期使用之下，容易讓齒頸部被刷到凹陷，變成像「女王頭」一樣，更容易產生敏感和蛀牙。因此大部分的牙醫師，都會建議患者選擇軟毛牙刷，並使用「改良式的貝氏刷牙法」，用溫和的力量，以按摩、打圈的方式，在兩、三顆牙齒以內來回移動，清潔牙齒和牙齦溝，並且要以 45 度朝著牙齦溝來刷，盡量刷到「牙齦」和「牙齒」中間，這個非常容易累積牙菌斑的位置。

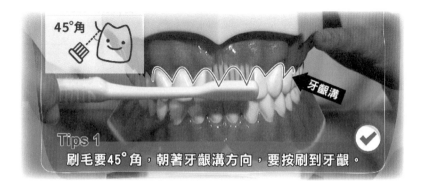

重點整理	
1.	刷牙 45 度角，刷毛端朝著牙齦溝方向。
2.	按刷到牙齦溝
3.	刷頭在兩、三顆牙齒來回移動，上下牙齒咬起來打圈的刷（長距離的來回刷，是錯誤的！）
4.	同位置至少要來回刷 10 到 20 次，重點是要刷到牙齒的各個面，包含咬合面、牙縫，以及牙齦溝。

　　而在「姿勢」方面，頭不要仰高、嘴巴不要張太大，應該是頭略低、嘴巴合小一點，這樣子臉頰的肌肉才能放鬆，牙刷才有機會在後牙區，比較難刷的位置上面做移動，使牙菌斑不殘留。

　　要特別注意的是，大家常常有刷、卻沒有「刷到位」，不知道哪些地方是最容易刷不乾淨的。在我們進食之後，這些牙菌斑，很容易殘留在「牙齦溝」上方，以及牙齒咬合面的「咬合溝」裡面。當然，如果牙縫比較大，食物塞在牙縫中而沒有用牙線清潔的話，牙縫裡面產生的牙菌斑，數量也是非常可怕的。

　　很多人和我說，自己很容易長「牙結石」。「牙結石」的成因也是由於長期刷牙刷得不乾淨，最後導致牙菌斑被富含礦物質的「唾液」慢慢的鈣化，而形成牙結石。例如：舌頭下方有兩個「唾液腺」開口，它們靠近下顎「前牙的內側」，還有上顎「後牙的頰側」，左、右各有一個，這些地方在刷牙的時候，一定要多刷幾次，否則在定期洗牙的時候，牙醫師一定會洗出一堆牙結石呢！

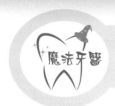

眞實案例

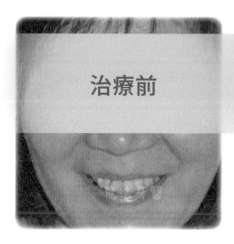
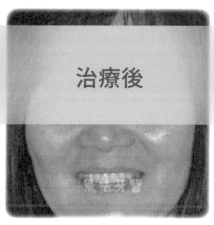

主訴：牙周病嚴重、牙齒搖晃、牙齒排列凌亂且不美觀。

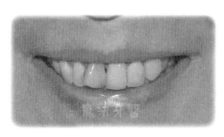
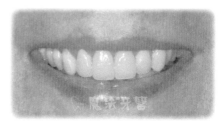

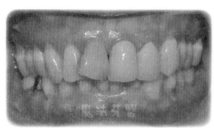
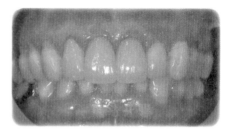

治療：水雷射牙周病滅菌治療＋微創缺牙區植牙＋根管治療＋晶透全瓷牙冠恢復咬合及微笑曲線。

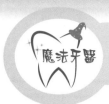

眞實案例

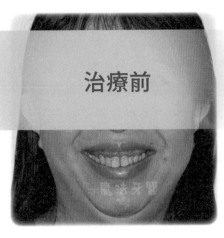
治療前

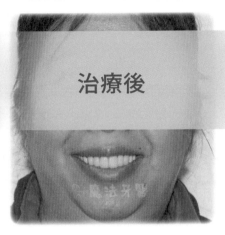
治療後

主訴：牙周腫痛、中央開縫、排列不整、牙齒染色，牙齦發炎嚴重，牙菌斑堆積。

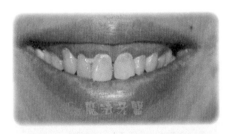

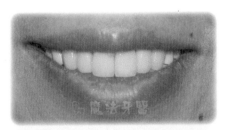

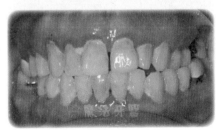

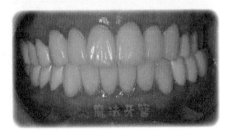

治療：水雷射牙周病滅菌治療 + 牙冠增長術 + 晶透全瓷冠治療。

早晚用不同的牙刷，
牙周病掰掰！

影片：早上起床，要先刷牙再吃早餐，
還是先吃早餐再刷牙？

　　人的口腔中大約含有三百至七百種細菌，總量是「數兆」
或「數百兆」之多。刷牙時，這些細菌很容易就會殘留在牙
刷上，牙刷不像人體可以產生抗體消滅細菌，所以存放位置
太過潮濕，牙刷便會成為細菌孳生的溫床。

牙刷使用及放置之正確觀念

　　除了一至兩個月一定要更換新牙刷外，我更常在臨床中跟
患者分享一個非常重要的祕訣，這個方式能夠讓牙周病的患
者更容易治癒，遠離牙周病。就是早、晚要用不同的牙刷交
替使用，讓牙刷有足夠的時間可以曬乾，或者風乾，這樣就
能大幅降低殘留在牙刷上的細菌量。所以，早上刷完牙後，
牙刷一定要先洗乾淨，再利用「超音波洗牙刷杯」震盪清潔，
或放在窗臺邊、客廳、房間等，能夠曬到太陽的地方風乾，
創造一個不利於細菌孳生的環境，讓牙刷上細菌的量能夠降
到最低。這樣，下一次在進行刷牙清潔時，才不會把孳生的
細菌，帶回牙齒和牙齦溝內。

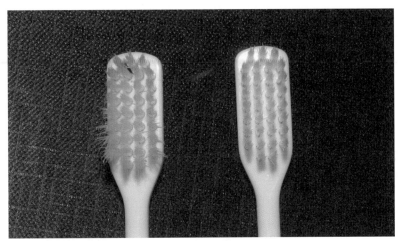

▲一般牙醫師都會建議，牙刷至少每三個月要更換一次。

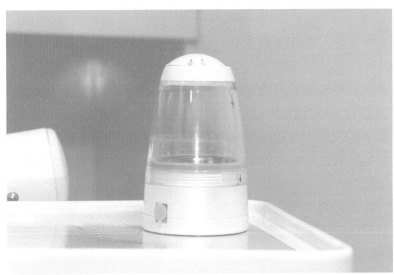

▲想要避免牙刷藏汙納垢，除了刷牙後一定要洗乾淨，建議可以使用超音波洗牙刷
　杯進行震盪清潔。

專利多功能不倒翁牙刷
兼顧環保與健康

影片：多功能環保型不倒翁牙刷。

　　牙刷究竟多久要換一次呢？用到壞了、毛開岔了，才要換嗎？還是每月都要換？

　　透過上一個章節統整的技巧，如果大家會換算的話，應該可以算得出來，「一個月」我們應該要刷牙的總時間是多少。以我自己為例，早晚刷兩次牙，一次刷 10 分鐘，但要刷三回，共 20 分鐘，20 分鐘乘以 30 天，總共「600 分鐘」。

　　這是不是跟大家過往的認知，有很大的差距呢？

　　換言之，如果 2 到 3 個月才換新牙刷，時間還是太久了。一般牙刷的材質都是便宜的塑料，我們為了牙齒健康而勤換牙刷，同時卻對環境造成負擔，這是我所不樂見的。假設，一個家庭有四個人，像這樣如此頻繁的丟牙刷，一年光是一個家庭就要丟掉四、五十支牙刷，除了多花錢外，相當不環保。因此我花很多精神、時間、金錢，研發了可以兼顧環保與健康的多功能牙刷。

　　在撰寫這本書的同時，我們獲得一個好消息！精心研發的「多功能環保型不倒翁牙刷」，申請了五年，經過三次答辯，終於通過了「美國的發明專利」、「臺灣的發明專利」。其實早在兩、三年前就已經通過，後來我又再修正了一下設計，希望歐洲的發明專利，也能夠順利通過，而日本和中國都已有專利。

　　市面上的牙刷，大多並沒有傳遞如何清潔牙齒及保存牙刷

的知識，純粹只告訴大家要多刷牙，或者是要使用軟毛牙刷等等片面的資訊。而「電動牙刷」的廣告甚至常常灌輸患者一個錯誤觀念，就是「短時間」、「兩分鐘」就可以刷乾淨了。兩分鐘潔牙這件事，會讓許多患者誤以為，刷牙真的只需要兩分鐘就足夠了，這可能會害患者罹患牙周病！

那麼我的發明，可以傳遞什麼樣的訊息呢？我希望患者能夠經常刷牙，並且每次時間都很充足，每個月都能換一次「刷頭」，同時要兼顧環保，因此「刷頭」為拋棄式，而「牙刷柄」能使用超過二十年，除了有療癒的圖案，握感也很好。這個多功能環保型不倒翁牙刷，是全家人都可以使用的，未來的刷頭會有圖案、顏色等等設計，讓大家不容易誤用家人的。

至於牙刷要如何放置呢？我設計的「不倒翁牙刷」，是希望牙刷不要躺著放，可以豎著放在不倒翁的牙刷架中。牙刷架也可以移到任何地方，放在客廳、房間窗邊等通風處風乾，當然也可以拿去陽臺曬一曬。

除此之外，我的發明還有一個特點，就是有各種形狀的牙刷頭，可供大家清潔牙齒各種不同或較為難刷的部位。有單束毛刷頭、不同尺寸的牙間刷的刷頭、小頭軟毛的刷頭，或者是一般的牙刷頭穿引。

最重要的是「牙線輔助器」，因為我在臨床上觀察到，許多患者其實都不太會使用牙線，才會選擇牙線棒。但是，「牙線棒」對很多補過牙齒、做過假牙的地方，都不可以使用。我們在臨床上，對患者千叮萬囑，千萬不要在補綴物的中間，使用牙線棒，這會使補綴物容易鬆脫，讓裡面產生二次蛀牙的風險大大提高。

因此我設計了一個，長得有點像牙線棒的輔助工具，把牙線放進去，患者就可以輕鬆的使用牙線，清潔牙齒與牙齒中間的牙菌斑。尤其是後牙難以放置的位子，兩秒就可以纏上，

速度比以往的方式快非常多。

　希望大家都能響應環保，跟親友分享一起選購，因為它絕對是一項既環保，又能夠幫助大家維持良好口腔健康的好工具。而且「多功能環保型不倒翁牙刷」，絕對是一個療癒的小物品，可以送給自己、愛人、親人、好友們。有好的設計，你才會長長久久的留著它，就像保溫瓶，會跟隨你很久。

　大家皆可為環保盡一份心力，更用心照顧自己、家人，朋友的牙齒，相信它會是一份很棒的禮物！

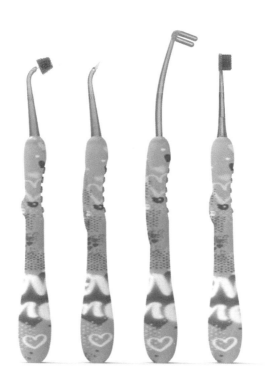

▲潘院長親自研發，榮獲多國發明專利的「多功能環保型不倒翁牙刷」設計圖，刷頭有各種形狀，可供不同位置及需求使用。

影片：快速矯正！微笑美齒，自拍滿分。

牙齒排列整齊 vs. 亂牙，誰容易得牙周病？

　　這個問題如果讓大家來投票的話，相信大部分的人和牙醫師都會投票給亂牙。的確，亂牙的人往往比較容易得牙周病。雖然並不是說亂牙的人就一定、絕對會得到；而牙齒整齊的人，牙周病也不是百分之百不會找上你。但是，亂牙的確會提高罹患牙周病的機率。為什麼呢？主要有兩大原因：清潔困難、咬合傷害。

　　當我們的牙齒排列不整齊、凌亂、交錯時，往往不利於日常清潔和維護。無論是刷牙，還是使用牙線，都會變得困難。如果此時又因為工作、生活繁忙而疏於照顧，長期清潔不當時，牙齒縫隙便會容易成為牙菌斑、牙結石的溫床，導致牙周病的發生。

　　此外，在牙齒交錯排列，可能有「錯咬」的情況下，更容易形成「咬合傷害」，進而使得牙周韌帶變得寬鬆。久而久之，造成了牙齒的「鬆動感」，這樣的鬆動，便會讓牙周病的致病菌有機可乘！牙周病使牙齒的「牙齦溝」發展成「牙周囊袋」，讓細菌可漸漸深入齒槽骨，並使之受到破壞，最終引起牙周病。

　　「錯咬」所帶來的「咬合傷害」，是一個緩慢的過程，往往因為不會痛而被忽略。理想的咬合狀態，是口腔內部的 28 到 32 顆牙齒，在咀嚼、吞嚥時，各自分攤人體的咬合力。

　　想想看，如果今天這股咬合的力量，因為牙齒的凌亂、位

移、長短不一，使得某一、兩顆牙齒，必須獨自承受著遠遠超過原本的 32 分之一的咬合力，日積月累下來，它們怎麼能受得了呢？即使短期不痛不癢，但長期的撞擊，會使得這幾顆牙齒產生「慢性損傷」，它們的牙周韌帶變得較寬，甚至是慢性發炎，而過勞的牙齒也跟著開始產生「鬆動感」。

在臨床上有一個明顯的現象，同樣也印證了上面的說明。牙醫師們往往非常少見到，年長的患者有一口「亂牙」。因為，這類型的患者可能在中年以後，就因為嚴重牙周病引發「掉牙」的慘況，故等到年老時，口中的「真牙」，也就是「自然牙」，便所剩不多，甚至早已寥寥無幾，導致需要開始配戴活動假牙等等狀況。

凌亂的牙齒，在大部分的人眼中，大多都以為只是個「面子困擾」，很多愛美、想變帥的民眾，便會積極尋求矯正治療。但是站在專業牙醫師的角度，凌亂的牙齒，其實恐怕是健康的隱憂。

除了矯正之外，亂牙的人還能如何防範牙周病的發生呢？首先，潔牙要勤勞的使用牙線以外，每半年都必須定期回診，接受檢查或治療。因為，無論平時我們再怎麼小心翼翼，刷牙依舊像是關著燈掃地，不可能掃得多乾淨，尤其是「後牙」及「牙齒重疊」的區域。只有定期回診，讓醫師為我們「開燈」，檢查有哪些地方根本沒刷乾淨，導致牙菌斑殘留、引起牙周病及蛀牙，或牙結石堆積等等狀況。

牙齒整齊但吞嚥模式錯誤，也容易得牙周病！

說到這裡，大家別以為牙齒凌亂一定比較容易得牙周病。假如你的牙齒非常整齊，但是門牙有「開縫」，而且這個縫有越來越大的趨勢，那你就要特別注意了！可能有「口顎功能異常」的狀況。「口顎功能異常」就是在吞口水時，舌頭

總是會不自覺地碰觸，甚至是推擠在你的「上門牙」或「下門牙」內側面。

「口顎功能異常」的問題，對於牙周健康有非常嚴重的影響。如果每天吞口水時，舌頭都會推擠你的牙齒，即使舌頭是柔軟的組織，但是因為人一天要吞口水超過 1000 次，每一次一點點的推擠力量，在長期累積之下會經過加成作用，變成慢性的強大推力，最後可能導致牙根鬆動，牙齒慢慢的往外飄移，甚至開縫。即使是牙齒整齊的人，門牙尚未有「開縫」現象，也不能掉以輕心，而忽略了軟組織推擠的力量，應檢視自身是否有口顎功能異常。

結論是，牙齒排列整齊的人，如果有口顎功能異常，就是舌頭的「吞嚥模式」長期錯誤，比起單純只有亂牙，而沒有口顎功能異常的人，反而是更容易得牙周病的。但如果有亂牙，同時又有口顎功能異常，當然又會比有口顎功能異常，但牙齒整齊的人更易得牙周病。

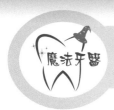

眞實案例

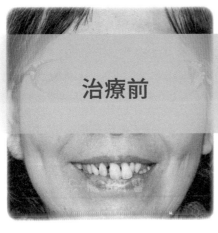

治療前

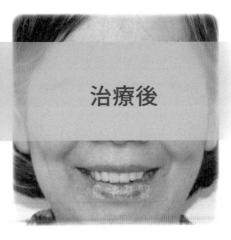

治療後

主訴：牙周病、牙齒搖晃及走山嚴重、牙齒縫隙大、門牙歪斜不整齊。

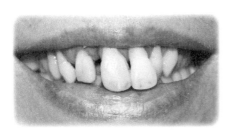

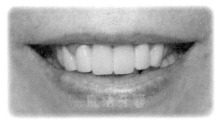

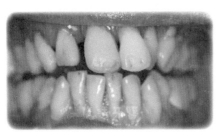

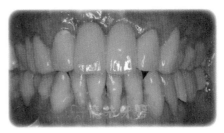

治療：水雷射牙周病滅菌治療 + 門牙拔除 + 上顎全瓷冠牙橋治療。

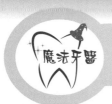

眞實案例

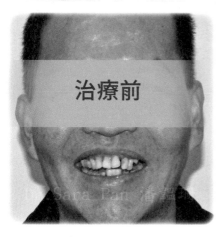

治療前

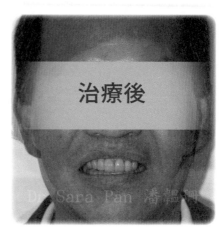

治療後

主訴 : 嚴重牙周病、牙齒走山嚴重、且外齙，易噴口水，非常自卑、
　　　不開心，因為外型不美觀，被孫子說牙齒不好看。

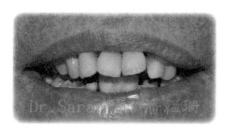

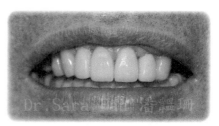

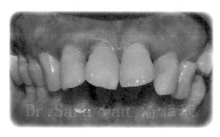

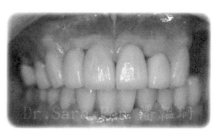

治療 : 水雷射牙周病治療 + 根管治療，改善牙齒比例及角度。缺牙區使
　　　用水雷射微創植牙重建，其他牙齒以晶透全瓷牙冠快速矯正改善。

牙周病患者的牙齒容易走山，為什麼？

影片：牙周病的徵兆有哪些？

牙周病患者由於牙周組織長期發炎，導致齒槽骨吸收、下降，所以牙根被齒槽骨包住的部分就會變少，當牙周病越來越嚴重時，牙齒的「牙根」就像大樹的「樹根」被泥土包覆的量變少，使這棵樹開始歪斜、搖晃。此時，我們給予哪一個方向的力量，樹就會往哪一邊倒，這跟牙周病患者牙齒走山的狀況十分相似。

患者不會沒事整天用手去搖晃牙齒，那麼是誰在推、撞牙齒呢？我們在其他章節提到「口顎功能異常」，指的就是「舌頭」長期推擠牙齒，導致牙齒位移、開縫。錯誤的吞嚥模式，會導致慢性的傷害。因為我們每天吞口水超過1000次，吞嚥時，舌頭會頂到牙齒舌側面，產生往外的力量，牙齒便有可能讓牙弓往外傾斜，甚至產生門牙開縫、飄移或旋轉的現象。

一般沒有口顎功能異常的人，正常的吞嚥模式則是在每一次吞口水時，將舌頭頂在上顎，並產生負壓，才能順利吞嚥。因此，舌頭是完全不會碰到牙齒的。而口顎功能異常的患者，在吞口水時，舌頭推擠牙齒，雖然舌頭是軟組織，但是長期累積下來，這股推擠的力量不容小覷。

除了舌頭的推擠，而另一種造成牙齒走山的情況就是「對咬牙」的撞擊。有一種牙周病的患者，是因為「缺牙」

而慢慢引起。當口腔有缺牙時，剩下的牙齒容易因咀嚼等外力產生位移，而位移後的牙齒容易因對咬牙的撞擊形成咬合傷害。只要咀嚼食物時給予牙齒某個方向的力量，牙齒就會往有空隙的地方移動，在吃飯、說話、吞嚥時，導致上下「對咬牙」過度碰撞，長期下來就會形成咬合傷害。

因此，牙周病的患者，牙齒的確很容易會產生飄移、歪斜、暴牙的情況，而且多數容易落在前牙區。牙齒隨著時間越來越嚴重、牙縫越來越大。如果發炎的狀況沒有改善，牙周病的致病菌持續的破壞齒槽骨，加速牙根穩定度的惡化，就像是土石流走山的狀況，而且不知道接下來會崩塌成什麼樣子。

為什麼牙齒的走山，多數會發生在前牙區呢？

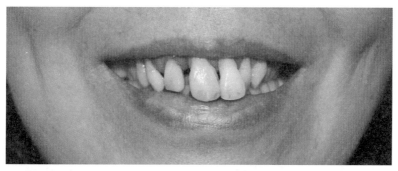

▲牙齒在視覺上明顯變長，甚至出現位移、歪斜的情形，都是牙周病的警訊。

因為前牙是用來撕裂食物的，當牙齒走山之後，其實上顎和下顎常常會咬不到自己的「對咬牙」。此時，患者就會更用力咬住食物，試圖往外拉扯，長期下來牙齒往外的傾斜、飄移就會變得更加嚴重。而後牙區的情況也有可能如此，當我們咬不斷食物時，便可能會更用力咬住，此時咬肌的收縮便會增加了對牙齒所施予的力量。

要解決牙齒走山問題，必須先進行牙周病治療。在門診中，我經常利用「水雷射」處理牙周病的口腔細菌問題，患者在經過水雷射滅菌後，牙周組織會因為水雷射的生物刺激，啟動人體的修復力，牙周囊袋因此會變得越來越小，牙根也會變得越來越穩固。接著，應該要做全口的美齒重建，若有缺牙地方一定要補上，而原先還有牙根的地方，可以做全瓷牙冠，把牙根保護起來，將牙齒重建成如矯正過一般整齊、健康、亮白，並維持正確、良好、平均的咬合。

　　因此，牙周病的治療，不能單單只有控制發炎、處理牙結石而已，否則不僅外觀不好看，更會讓人難以清潔牙齒，甚至不斷的形成新的咬合傷害，而又會增加牙周病復發的機率。切記，牙齒的治療，應考慮長遠的身心健康，並創造容易清潔的口腔環境。

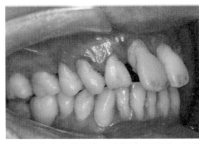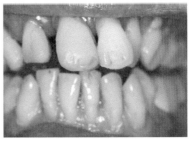

▲牙周病患者的牙齒，容易會有開縫、飄移、歪斜等「走山」的狀況，並且大多落在前牙區。

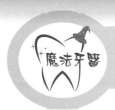

真實案例

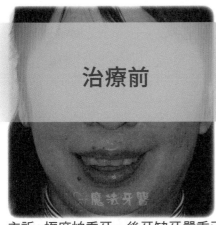

治療前

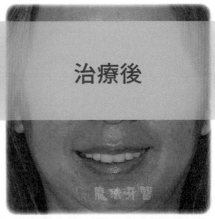

治療後

主訴：極度怕看牙、後牙缺牙嚴重已無法咀嚼食物、牙齒流血及牙結石
　　　堆積嚴重、牙周病嚴重、牙齒搖晃、牙齒排列凌亂且不美觀。

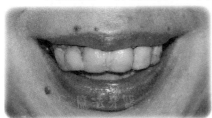

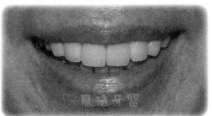

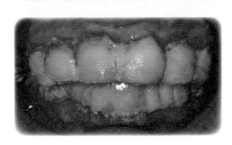

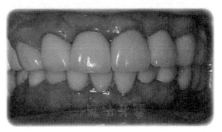

治療：水雷射牙周病滅菌治療＋缺牙區微創植牙＋根管治療＋晶透全瓷
　　　牙冠恢復咬合及微笑曲線。

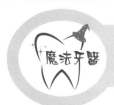 真實案例

治療前	治療後

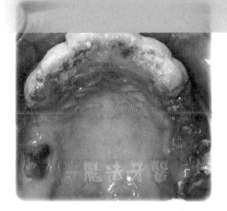 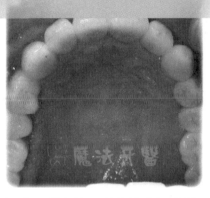

主訴：極度怕看牙、後牙缺牙嚴重已無法咀嚼食物、牙齒流血及牙結
石堆積嚴重、牙周病嚴重、牙齒搖晃、牙齒排列凌亂且不美觀。

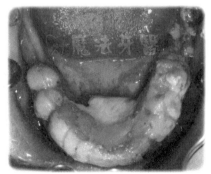 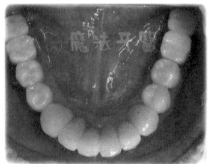

治療：水雷射牙周病滅菌治療＋缺牙區微創植牙＋根管治療＋晶透全
瓷牙冠恢復咬合及微笑曲線。

「牙痛不是病，痛起來要人命！」是一大好事

植牙迷思大解密！

在臨床上很多嚴重牙周病患者，常常都會跟我說：「我之前的牙齒都不會痛啊！用了幾十年都不會痛，沒有牙痛過，只是會搖而已。」他們非常的自豪，以為自己的牙齒一直都很好，殊不知其實因為不痛，所以讓大家忽略了牙周慢性發炎的可怕。

牙周病即是一種因慢性發炎而引起的疾病，常常沒有痛感，因牙周組織慢性發炎，導致最後齒槽骨慢慢被吸收、破壞，讓牙齒搖晃，最後可能面臨掉牙的命運，簡短幾句話，就能道出很多患者的傷心事。

「疼痛」真的是人體的保護傘，是重要的保護機制，很多時候，牙痛其實真的不是壞事！只是你當下會很難過，所以一定要積極的請牙醫師檢查和治療，才有機會及時救下你那一顆寶貝又昂貴的牙齒！

患者因為牙痛請牙醫師治療，在接受有經驗且專業的牙醫師完整治療後，就可能會讓你的牙齒不疼痛且得以完整的保護。但如果你常常只把疼痛解決後，便不理會後續的徹底保護與重建，就可能會面臨掉牙的悲劇。這就是為什麼凡事都要找專家的原因。有些患者為了省錢，會選擇比較便宜的治療方式，時間久了最終肯定會付出相應的代價。

我常跟患者們分享，醫療本來就是一分錢一分貨，不太可能兼具所有好處，又便宜、又好、又快、又沒有後遺症，怎

麼可能呢？後續的追蹤以及治療，也需要患者配合醫師回診，才會有長久、良好的治療結果。真的不能不覺得「痛」或「不適」就不回診！

這也是我在門診中經常會遇到的問題，患者們常常一別就數年，因為他覺得沒有不舒服，也沒有疼痛感，所以就沒有回診了。一般進行治療後，牙醫師都會告知注意事項，並請患者一定要定期回診檢查咬合，做超音波洗牙及檢查等等，牙齒才有機會長治久安。

但往往患者都是非常的直觀，用「疼痛不適」來判斷是否需要回診。

再一次提醒大家，牙周病就是一個可怕的慢性發炎疾病，只要牙齒清潔不正確，或者是睡眠不足，壓力過大，患有其他慢性疾病而未控制病情，都有可能讓牙周病惡化或復發。所以很多患者沒有定期回診，即使並沒有任何痛感，但牙周病卻已經悄然無聲的復發了。

戰勝牙病，擺脫掉牙命運

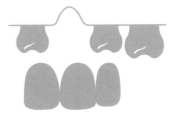

讓大家不再害怕看牙的新法寶

影片：真的！看牙、手術竟然不會痛！

　　一講到「看牙」，很多人都會覺得很害怕！有的人害怕疼痛，有的人害怕聽到嘰嘰作響、磨牙刺耳的聲音。

　　因為牙科治療經常使用「超音波」設備，來為患者洗牙，一般而言，一秒鐘震動超過 2 萬次以上的，才可以稱為是「超音波」。有些品質較好的機種，一秒鐘可以達到 20 多萬次的震動頻率，所以當這樣的洗牙機頭碰觸到牙根表面時，就會發出高頻的聲音，可能會嘰嘰作響，而且還會發熱導致牙根痠軟。但是，如果醫師有良好的操作技術，目標位置精準的設定在牙結石，而不是患者的牙根，在使用超音波洗牙機頭時，牙結石通常很快就會被震下來了，這樣聲音其實是不會非常刺耳的。

　　此外，修磨牙齒所使用的「高速車牙機」，也會發出聲音。但隨著科技的進步，車牙機所使用的零件、馬達扭力不斷的被改良，聲音的頻率已經比過去的機型降低很多。所以，在門診中因為害怕聲音，而不敢看牙的患者比例，也明顯下降許多。大家之所以還是會害怕，一定是覺得醫師治療的時候，牙齒會很痠、很痛，有著這樣的刻板印象對嗎？

　　因此，我經常思考的是，如何讓患者在看診時，完全沒有痛感。如果看牙是一件不痛的事，大家還會如此害怕嗎？應該就有勇氣來看牙了，對吧！只要打麻醉藥時不痛，患者就會卸下心防，後續的治療、處置都會變得輕鬆，患者也不會

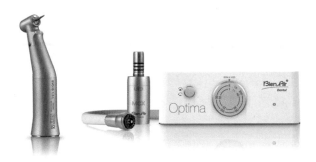

▲高速車牙機。

因此有任何心理壓力。「每次一想到我明天要看牙，今晚就擔心、緊張到睡不著覺！」這種狀況就不會再發生了。

　　我在門診手術後都會關心患者，在手術過程中，會不會疼痛呢？

　　有不少患者會激動的說：「潘醫師很神奇耶！竟然都不會痛！早知道看牙不會痛，我就不用那麼擔心，害我昨天晚上緊張到都睡不好覺呢！」根本不會痛？是的，在門診中，我所擅長的是讓患者在看診時不痛、打麻藥時不痛。盡可能提升我們治療的高效率，患者躺著的時間不長，從此就不再害怕看牙了。

　　為什麼我敢如此斷言，和患者保證打麻醉藥時不會疼痛呢？因為，我們有新法寶——電動麻醉槍。在以「電動麻醉槍」注射麻醉藥之前，我們會先塗「表面麻醉藥」，當表面麻醉藥已經開始起作用，「電動麻醉槍」注入口腔組織時，就不會像一般打針那樣，產生十分脹痛的感覺。在門診中，有很多患者在我上完麻藥之後，都驚喜的說：「怎麼那麼神奇？都不會痛！我真的超怕打針，以前打麻藥都是超級無敵痛！」

關鍵原因就在於「電動麻醉槍」的設定，是固定頻率、固定速度，所以不會讓患者的組織，突然有腫脹起來、刺痛的感覺。「電動麻醉槍」一支要價臺幣 6 萬多元，而手動的麻醉藥注射器，一支才不過 600 元，兩者相差了將近 100 多倍的成本，患者的感受，自然會差很多。

打麻藥不痛，手術過程自然不痛。以水雷射處理，可以在 5 到 10 分鐘之內，完成一顆植牙的治療，所以對患者而言，手術反而是相對輕鬆、無感的。而牙齒的「美齒重建」，希望擁有一口自然、亮白的美麗貝齒，那就需要足夠的顆數，才能把牙齒的形狀、顏色、比例、微笑曲線一起改善。故牙齒的治療，往往都不是只有一顆。過往治療一顆牙齒可能就需要一個多鐘頭，但由於科技的進步，多顆牙齒同時進行，使用「口腔掃描系統」，可以在數小時內進行修磨，完成掃描，做好臨時牙，下次就診即可以正式裝上牙齒，省下不少時間。

數位掃描能模擬患者的上下咬合，因此可以同時進行多顆牙齒的製作，讓患者不再害怕長時間躺在治療椅上，輕鬆快速就可輕鬆擁有一口美麗貝齒。

這樣的快速矯正，使用電腦掃描技術，會比起傳統印模的方式精準許多。此外，在掃描檔案中，可以把牙齒放大，看看哪裡不夠平行、哪裡的邊緣坑坑疤疤的需要改善？這些都是過往傳統「印齒模」的方式，無法投射在電腦中快速發現的。

此外，在臨床中，有配戴顯微放大鏡的牙醫師，可以清楚看到細微、精密的牙齒問題，有助於加快我們修牙齒的速度及精準度，大幅降低患者看牙的勞累感。只要不痛，患者通常是很願意接受治療的，如果在不痛的基礎上，又可以縮短治療的時間，避免讓患者張口時間過長，這樣對於患者的治

療感受一定大大加分。

　　電動麻醉槍、水雷射、數位口掃機、高效車牙機、顯微放大鏡，有了這些法寶，讓看牙不再是疼痛、刺耳的折磨。如果牙齒門面顏色不均、走山、開縫、崩裂、蛀牙嚴重，經過美齒重建後會變得好刷又好看，人變得更有自信，能夠正常咀嚼美食，在費用上能夠接受的情況下，患者肯定會非常願意接受治療。

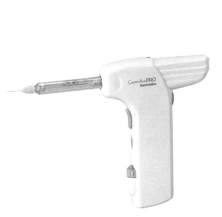

▲電動麻醉槍。

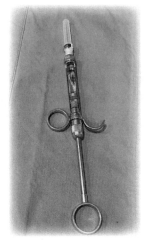

▲傳統手動麻醉藥注射器。

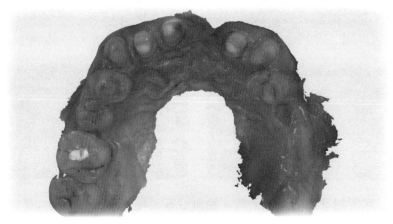

▲口腔掃描。

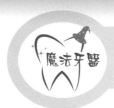

眞實案例

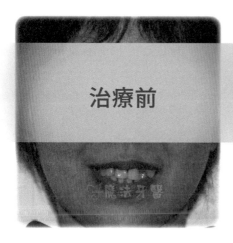
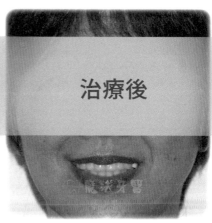

治療前　　　　　　　治療後

主訴：牙周病、牙齒搖晃、牙齦流血嚴重、缺牙、吃東西無力。

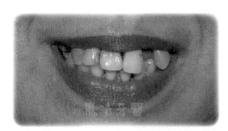
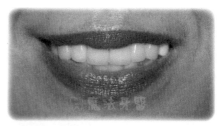

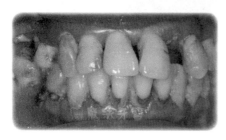
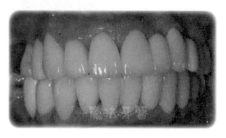

治療：水雷射牙周病滅菌治療＋微創缺牙區植牙＋根管治療＋晶透全瓷
牙冠恢復咬合及微笑曲線。

影片：做假牙，空間不足的時候怎麼辦？醫師說要修對面的真牙，這樣對牙齒真的好嗎？

遇到以下情況，假牙比真牙更好

假牙、真牙到底哪個好？大家一定都以為真牙比較好，但遇到以下情況，假牙其實比真牙更好。

- 嚴重牙周病，牙根外露。
- 深度大蛀牙，功能性咬頭已缺損。
- 真牙磨損、磨耗嚴重。
- 咬合高度因磨牙或酸蝕而喪失。
- 真牙有多處崩裂。
- 牙齒開縫嚴重，三角縫嚴重，真牙飄移。
- 多顆真牙根部蛀牙。
- 廣泛性齲齒。
- 齒頸部磨耗嚴重，已經變成女王頭。

很多人以為把牙齒磨小、做牙冠套起來會傷牙，甚至影響牙齒的壽命，這是個錯誤的觀念。只要牙醫的修磨技術佳，使用高科技儀器製作，並且使用良好、穩定的牙冠材料，如「全瓷牙冠」，被保護起來的真牙，反而會比上述有問題的真牙使用壽命更為長久。

因為受到全瓷牙冠保護的牙齒，有機會讓牙齒與牙齒之間的牙齦長得更密，如此一來更不容易藏汙納垢、累積牙結石、發展成牙周病。由於與「傳統金屬瓷牙」相比，全瓷牙冠的密合度佳，而且現在大多使用數位 3D 掃描處理，使牙冠與真牙之間不易產生微細縫而精準密合，因此大大降低了真牙被

細菌入侵的風險。多數患者治療完之後，在沒有發生意外跌倒，導致牙齒撞斷的情況之下，只要平時認真刷牙、每半年定期檢查，讓牙醫師調整咬合，是有機會讓全瓷牙冠順利使用到老的。

在臨床中我經常看到，本文開頭舉例的牙齒問題，若沒有進行全瓷牙冠或特殊的保護復形，這些真牙在幾年後都會變得更嚴重，不是被拔掉就是變成殘根。所以及早用材質良好、精準密合的「假牙」保護起來，反而可以讓這些真牙的牙根，得以繼續留在口腔，健康的使用，這樣的情形在臨床上已有非常多案例佐證。

Love makes the world go round.

從小到大我敢說我最害怕的事就是「看牙醫」！不過在魔法牙醫的診療過程中，潘醫師及所有護理人員總是那麼的溫柔，及時的給予我鼓勵及安撫，總能給予我極大的安心！

之前門牙有一顆在小時候抽過神經，因此顏色變的暗沉，讓我非常的自卑，在這裡受到專業且比我自己還在乎自己的牙齒的療程和照顧，現在，我又能開心又有自信的大笑和拍照了 ☺ 謝謝妳們！

潘思潔 2019.3.21

▲患者的感謝信。

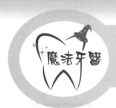

眞實案例

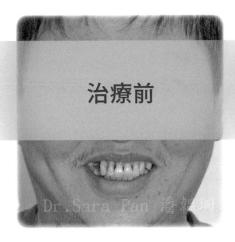

治療前

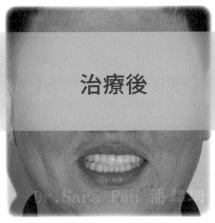

治療後

主訴：嚴重牙周病，每顆牙齒都會晃動，明顯三角縫，缺牙嚴重且不美觀。

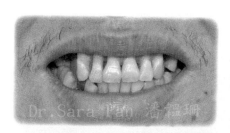

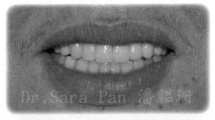

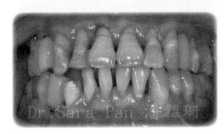

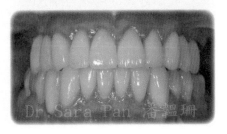

治療：水雷射牙周病滅菌治療（等待約一個月），有部份牙齒需要做根
　　　管治療，以改善牙根牙冠比例，穩定度提高後再進行晶透全瓷牙冠
　　　恢復咬合及改善三角縫。缺牙區進行微創植牙重建，等待較久，
　　　其他重建約一個半月。

暴牙、牙周病竟是「舌頭」惹的禍！

　　大多數的人可能沒有想過「暴牙、牙周病」，可能是由口內軟組織「舌頭」所引起的。

　　一般成人每天吞口水超過 1000 次，如果吞嚥時，有「口顎功能異常」的狀況，牙齒便會長期受到舌頭的推擠。想像一下，當你每吞一次口水，舌頭就不自覺的往前頂了牙齒一下，像是有人每天都推你的左肩膀 1000 下，久而久之，你的左肩膀是不是就會產生慢性發炎，甚至受傷了呢？

　　即使是再微小的力量，也會造成慢性傷害，若沒有及時加以改善，可能會導致未來的牙齒鬆動，一旦牙齒鬆動，產生移位，可能會產生咬合傷害，加速牙周病惡化。

　　如果是在兒童時期，大約七、八歲左右時，便發現「口顎功能異常」問題，需配戴「擋舌器」來矯正、訓練舌頭及口周肌肉的吞嚥模式，促進牙弓的健康發育，這是有機會預防日後暴牙、牙周病等情形，也有機會改善鼻過敏的問題，在臨床上，已有不少配戴擋舌器及矯正成功的兒童案例。

　　但是，如果孩子或家長無法辨識這個問題，而他們的家庭牙醫師，並沒有發現或是完全不知道這個問題的存在，那很有可能漸漸的，這位患者就會在未來變成牙周病患者。

　　從孩童時未醫治的口顎功能異常，引起亂牙、開縫問題，累積至成年、中年時的暴牙、牙周病，整個過程會耗費數十年。因此，暴牙、亂牙、牙周病，與舌頭的關聯性，在臨床

上顯而易見。舌頭、口周肌肉，其實是一組「拮抗肌」，口周肌肉控制了嘴唇閉合的能力，當患者的嘴唇沒有養成閉合的習慣時，就會容易讓舌頭往外頂，嘴唇的肌肉越是沒力、無法閉合，舌頭就頂得越用力，對牙齒的影響就越大。

如何檢查自己有沒有口顎功能異常呢？

大家可以試試看，在鏡子前方上下唇張開至看到牙齒，做吞嚥的動作，可多做幾次。如果用肉眼就可以看到吞嚥時，「舌頭」在上下排牙齒「中間出現」，或看到舌頭會頂在門牙或牙縫中，就表示吞嚥時舌頭會推擠到牙齒，也就是有不正確吞嚥的「口顎功能異常」，應盡快矯治，以免日後產生嚴重的口腔及牙齒問題。

雖然口顎功能異常與牙周病的發生，並不能說是百分之百絕對的關係，但是兩者的關聯性實在是難以忽視。

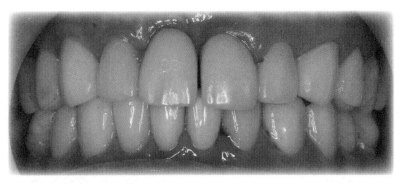

▲舌頭推擠牙齒造成門牙開縫。

如何改善「口顎功能異常」呢？

正確的吞嚥模式是，舌頭不應該碰到上下顎的任何一顆牙齒，一般牙周病醫師很少檢查患者的吞嚥模式，而非常多已

進行傳統翻瓣手術的牙周病患者，之後會再次復發的原因往往不是細菌，而是因為「外力」讓牙周組織產生慢性受傷，導致牙周病復發。此時，若將患者牙齒受傷的原因移除，牙齒的穩定度就能提升，讓牙周病有機會可以不再復發。

對於有口顎功能異常的患者，可以使用 MRC「擋舌器」來建立正確吞嚥模式。同時，可進行舌頭運動，訓練舌頭肌肉，並由醫師檢查是否有舌繫帶過緊等情況。配戴擋舌器時，既可擋住舌頭對牙齒的推擠，又可訓練患者如何用對的方式吞嚥，同時改善牙弓型態及前牙排列。一般配戴 3 個月到半年就有成效；平日可多做舌頭運動，訓練舌頭肌肉，例如：捲舌、舌頭順時針舔牙齒外側一圈，藉由反複練習提升肌肉的控制能力；當遇到舌繫帶過緊的患者，則可先利用對色素吸收的雷射移除過緊處，以達足夠的舌頭伸展量，讓舌頭在吞嚥時放置在上顎處，不致長期推擠牙齒而最終引起牙周病。

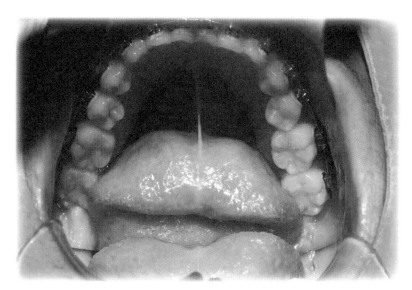

▲舌繫帶過緊的患者，可以透過雷射來改善。

影片·水雷射和傳統開刀治療的差異是什麼？

牙周病患者不拔牙，
保留天然牙的祕訣

　　一聽到牙周病，大家總是聞之色變。因為對於牙周病的印象是，嚴重牙周病會讓人「掉牙」！無論是牙齒因為牙周狀況開始搖晃、鬆動，或是因為牙齒本身已經蛀得太深，導致咬到硬物時斷裂成殘根，而被醫師建議應予以拔除，大家一定都不喜歡、不想拔掉自己的天然牙，這是人之常情。

　　所以，許多牙周病患者來到我的門診，開口第一句話就是詢問：「潘院長，我真的不想拔掉我這顆牙，有什麼方法可以保留我所剩不多的牙齒呢？我已經拔掉很多顆牙齒，這些牙我都想留下來！」

　　雖然題目是保留「天然牙」，但其實我們應該把焦點放在保留「天然牙根」。一般民眾比較在意的是「拔牙」這件事，希望牙醫師盡可能避免將牙齒連同牙根從口腔中拔除。因此，在牙周病能及時接受治療的前提下，的確是有機會透過水雷射滅菌治療、全口重建，穩定牙周狀態，進而保留「天然牙根」，避免走向多顆缺牙，而必須進行植牙的命運。

　　平日裡每一頓飯後，都能夠徹底潔牙，把牙菌斑去除乾淨很重要。只要把口腔中牙菌斑的量控制好，牙周病周圍組織發炎的現象就會減退，接著就是要去除咬合傷害。若牙根太長的話，必須先進行根管治療，把牙根牙冠比改善，就是牙冠區要修掉部分的真牙，使牙根牙冠比例更好，此時真牙的牙根，因為相對變穩定，便有機會得以保留。

故想保留嚴重牙周病的天然牙根，一定要透過全口重建，如果是初期、中期的牙周病，做牙周病的水雷射支持性滅菌，就有機會留下來。接著要把做全瓷牙冠的牙齒保護起來。很多人會認為好端端的牙齒，我不想做假牙。是的，但如果我們今天的目標是要把這根牙齒，留在口腔中，使用更久的話，就要把牙齒重建到像剛長出來，有健康的牙齦，以及像矯正後有良好的排列，才會易於清潔，避免牙周病復發。

　　我的臨床門診中有許多輕度、中度或重度的牙周病患者，皆透過以上的方式徹底改善牙周病。「支持性水雷射滅菌」由於能量可以設置高低，所以快則一至兩週，就可以在同區域重複進行免上麻藥的滅菌處理。如果能在一至兩個月左右進行一次，經過三至四次的處理，牙周組織就會恢復到健康狀態。

　　此時可能會導致牙齦萎縮、牙根外露、齒冠變長。的確會讓人感覺怎麼牙齒變醜了？但實則是你的牙周囊袋真正的消失了，再加上每天都能夠把牙齦溝的牙菌斑刷乾淨，如果沒有牙齒咬合傷害、口顎功能異常、舌頭推擠牙齒，自然能夠維持牙齒的穩定度。

　　如此，自然牙根就得以保存。但問題來了，通常用水雷射治療完牙周病後，該顆牙齒的牙冠會變長，牙根外露，產生敏感的情況。患者就不太敢一直刷牙，也怕把牙根刷凹，所以容易藏污納垢，累積食物殘渣或色素，甚至牙根蛀牙等等。故在重建之路，在臨床上幾乎是不可或缺的，就是把牙齒變得像案例一般整齊、比例正常才會好刷。

　　遠離牙周病、讓牙周病不再復發，牙齒才能穩定的使用到老。因此，結論是一定要進行「牙周病水雷射滅菌」，並「去除咬合傷害」、「美齒重建」。如果有缺牙，更要積極的面對，以植牙進行重建，剩餘的自然牙、牙根才會被好好、安

全、健康的繼續留在口腔中，讓我們刷牙好刷，且外觀漂亮、好看，咬合平均分布維持良好的咀嚼功能。

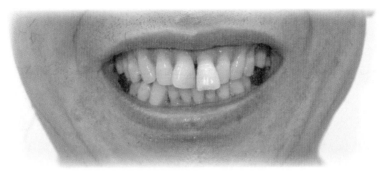

▲牙周病治療後，牙齦會因為發炎腫脹消失而萎縮，產生牙根外露、牙冠變長的狀況。牙冠變長除了美觀問題，更容易引起咬合傷害，導致牙周病復發。

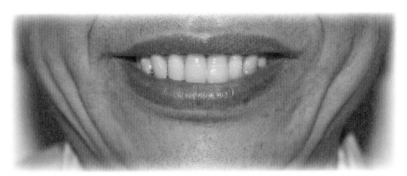

▲做完牙周病水雷射滅菌後，一定要去除咬合傷害，並進行美齒重建，才能讓我們的自然牙根安全、健康的繼續留在我們的口腔。

影片：吃完飯一定要馬上刷牙嗎？

過程不痛不癢的病，後果往往特別悲劇

　　我常常比喻牙齒的損壞，就像癌症的發生，零期、一期、二期的時候，可能都完全無感，有疼痛感時卻為時已晚了。

　　大部分蛀牙跟牙周病患者，都不會感到疼痛。多數等到牙痛了才來就診時，往往就需要抽神經或是拔牙了，千萬不要讓牙齒問題變得相當嚴重後，才開始處理，才是重點。

　　因此在發現小蛀牙或是中等程度蛀牙時，應該趕快用物理結構良好的材料治療處理，例如：全瓷 3D 齒雕、K 金嵌體都很好，盡量不要用牙科樹脂填補，因為樹脂的強度不夠，多數情況補到第三次時，就要抽神經了！得不償失！

　　當我們發現有牙周問題時，在初期就要積極尋求牙醫師做處理，有缺牙區出現的話，就要更加積極治療，並且向牙醫師尋求缺牙要如何重建？不能覺得不痛、能吃、不會有致命危險，就都不理它哦！

　　話說回來，疼痛與看牙，真的沒有一定的相關性！我們的患者幾乎都會說：「來魔法牙醫看牙不會痛呢！」我常常給他們 0 到 10 分的疼痛評分表，患者填寫大多都落在 0 到 1 分之間，所以看牙不會痛是事實，不要再自己嚇自己了！

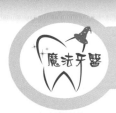

眞實案例

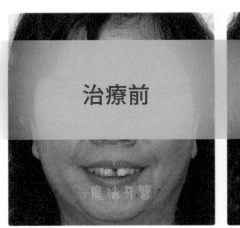
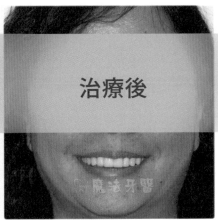

治療前　　　　　治療後

主訴：牙齒中央開縫，有三角縫、牙齒走山嚴重、搖晃嚴重、外飄。

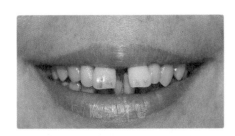
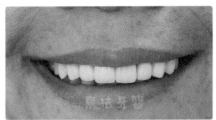

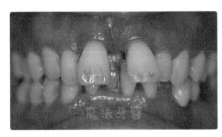
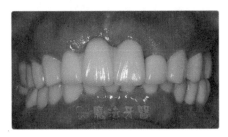

治療：水雷射牙周病滅菌治療 + 門牙拔除 + 全瓷冠牙橋改善咬合。

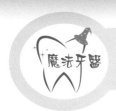

眞實案例

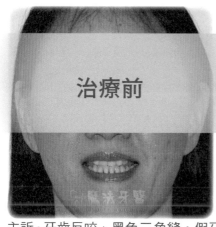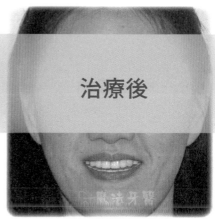

治療前　治療後

主訴：牙齒反咬、黑色三角縫，假牙不密合，牙齦發炎流血。

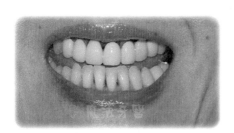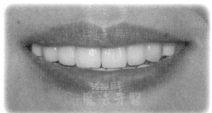

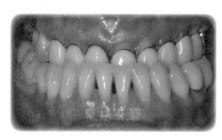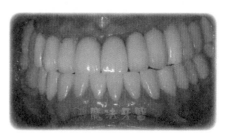

治療：水雷射牙周病滅菌治療＋牙冠增長術＋晶透全瓷冠治療及全口咬合墊高。

影片：牙齦萎縮是正常的嗎？正確的刷牙方式讓你活到 100 歲都不掉牙！

老了就一定會掉牙 vs. 活到 100 歲都不掉牙

　　老了就一定會掉牙嗎？活到 100 歲都不掉牙，真的有可能嗎？身為治療牙周病的專家，對於自己的口腔健康、牙齒清潔當然很重視，所以我非常有信心，只要擁有正確的潔牙觀念、方式，以及充足的潔牙時間，並選用健康、無化工成分的潔牙用品，如果沒有發生意外而撞斷牙齒的話，即使活到了 100 歲，我也不會因自然老化而失去任何一顆牙齒。

　　現在大家都已經知道，掉牙與否和人體老化現象並沒有絕對的關係。影響是否掉牙的關鍵是，有沒有牙周病及蛀牙！如果已經罹患牙周病，或有很深的蛀牙，甚至是缺牙，在醫師治療、重建之後，日常的清潔保養，與定期的回診檢查，以及支持性的「水雷射滅菌」就是關鍵。這些觀念除了知道，也要身體力行，才有機會讓牙齒用到 100 歲都不掉！

定期洗牙及全口 X 光檢查

　　健康的牙齒，需要每半年定期洗牙，讓醫師確認有沒有任何你平時自己看不到、不知道的牙齒問題，也要讓醫師檢查有沒有哪些位置，平時一直都刷不乾淨，而堆積了牙菌斑或牙結石。此外，強烈建議，每一、兩年主動向醫師提出拍攝全口 X 光片的需求。因為全口 X 光片的費用不高，卻有非常良好的預防效果，各種大大小小的口腔狀況，醫師幾乎都可以透過 X 光片來發現。

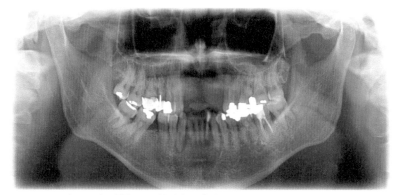

▲全口Ｘ光片可以讓牙醫師一眼就看出牙齒的各種問題，例如：牙根長短、蛀牙、缺牙過久產生的齒槽骨下降、是否有根管治療或根尖息肉等等。

　　由於大多數醫師並不會主動告知患者「尚未發生」的牙病，主要針對患者提出的訴求，牙齒表面問題進行處置，這是因為擔心患者可能會覺得醫師在推銷療程，這種微妙的想法，應是醫病關係緊張所導致。醫師對於患者、患者對於醫師皆有一定程度的防備心，所以在一般情況下，對於「預防性治療」並不太會多說。

　　然而，「上醫治未病，中醫治欲病，下醫治已病。」早在兩千多年前的《黃帝內經》，已揭示了這樣的道理：「醫術高明的醫師，會在病人發病、有症狀之前，就給予建議；次一等的醫師，會在病人感覺即將要發病、好像怪怪的時候給予醫治；最下等的醫師就是在病人發病之後才給予治療。」我身為牙醫師，深刻明白「預防性治療」的重要，故想要再次提醒大家，每年定期向牙醫師提出拍攝全口Ｘ光片的需求，才能讓醫師及時發現，口腔內的牙齒表面看不出來的問題，並及時提供治療建議。

　　曾經罹患牙周病的患者，除了定期回診洗牙、拍攝全口Ｘ光片，也一定要讓醫師檢查有沒有「咬合傷害」，以及做支

持性的「水雷射滅菌保養」，預防牙周再次發炎或出現不穩定的狀況。

定期進行支持性「水雷射滅菌保養」

水雷射牙周病的支持性滅菌相當重要，因為藏在牙周囊袋裡的細菌，不容易透過平常簡單的刷牙、漱口完全去除，隨著年紀漸長，免疫力下降，如果你有定期進行水雷射保養，牙周一定比沒有保養的人來的更健康。這就好像，如果人在青壯年時期，就養成鍛鍊身體的習慣，達到肌肉量充足，甚至肌肉發達的狀態，到老年時，就不會像完全沒有鍛鍊習慣的人容易骨質疏鬆、跌倒、骨折；此外，如果人的臉部有定期進行適當的雷射保養，在自然老化下皮膚還是會比不保養的同齡者更為光滑細緻，皮膚科所使用的雷射，利用不同波長可以去除色素沉澱，並促進人體的膠原蛋白新生，達到減少細紋的效果。

水雷射牙周病支持性治療、保養，都是讓能量激發在我們口腔內的發炎組織和細菌上，使之氣化，並促進組織新生。新生的組織，由於有較豐富、較柔軟的血管，故擁有較良好的修復能力，如果水雷射使用的位置是在「齒槽骨」，透過能量的設定，在能量適當的條件下，透過一連串的生化反應，也會使造骨細胞活躍，提高產生新骨頭的能力，進而穩固我們的牙根，以此方式進行治療或保養，可以大大降低掉牙的風險，讓「掉牙」可以不再和「老化」畫上等號！

「鍛鍊肌肉」增加「骨質密度」，「臉部雷射」增加「皮膚光滑度」，和「水雷射支持性治療」增加「牙齦和齒槽骨健康」，都有著異曲同工之妙。所以，再次強調：「老了，就一定會掉牙！」這是一個錯誤的迷思。

老年人掉牙，並不是必然發生的情況，但牙齒健康問題，

的確容易隨著年齡增長而逐漸出現，甚至惡化。而牙齒、口腔健康，就像我們的肌肉、骨骼、皮膚一樣，需要從年輕的時候，就積極保養、鍛鍊，以維持健康狀態，才能預防疾病的發生。

> 開懷大笑　　孟昭光.
>
> 我遺傳了父母不少优点. 如藝術細胞. 好歌喉. 良一頭卷髮. 却也遺傳了父親一口排列不整齊的牙齒. 不但影响美觀. 更因不易清潔. 而易蛀. 对愛美的我始终是一種遺憾.
>
> 認識潘医生很久. 只知她是一位热心公益. 能言善道的牙医師. 屡屡地一再劝我及早将牙齿修好以到健康. 幼时蛀牙的痛苦陰影始终令我裹足不前. 直到一次牙周萎缩而敏感. 不得不求助潘医師时. 才一不作二不休. 鼓足勇気乾脆全面整修一番. 真是既期待又怕受伤害了!
>
> 没想到年輕的潘医師. 不但技術高超. 更具有女性的细微温柔. 及撫慰人心的魅力. 过程中没有想像中的痛苦. 只有在付帐时有些"心痛"
>
> 如今我的牙齿比以前更健康. 美觀. 更能开心大笑. 迎接往后的精彩人生.
>
> 謝谢潘医師. 有妳这位朋友. 真好!

▲患者的感謝信。

千萬記得，要定期照牙 X 光

本書的採訪作者錦珠老師，是一個活生生的最佳案例。她說從小到大，牙齒都非常整齊、潔白、健康，沒有半顆蛀牙，從未受牙疼之苦。但看到我這一位牙醫師時，為什麼會瞬間飆淚呢？

原來當她來找我看診時，左上方兩顆牙齒牙周病已經很嚴重，嚴重到這個世上不可能有任何一位醫師，可以幫她留下這兩顆牙齒。我都還沒幫她上麻藥，只用戴手套的手輕輕碰觸、初步檢查，這兩顆牙齒居然就自己掉下來了！望著掉下來的兩顆牙，老師忍不住流下了眼淚。而流淚並不是因為感到疼痛，是因為莫名掉牙讓她感到非常震驚、傷心。

錦珠老師在作者序文中提及，我在詳細了解她以前整個看牙的習慣，以及醫師處理的方式後，發現問題的關鍵應該是「沒有定期照 X 光片」。

由於老師是一位國際知名暢銷書作家、演說家、主持人、資深媒體工作者，在臺灣耕耘多年後移居上海發展。她說在臺灣時，幾乎每年都會到臺北某牙科洗牙，那是一位非常客氣的老醫師，但只有多年前第一次去洗牙時，有拍攝全口 X 光片，之後每年去洗牙，都沒有再拍 X 光片了。這個情況應該就是錦珠老師，為什麼突然會失去這兩顆牙齒的主要原因之一。

媒體的工作型態，本來就是一個高壓、忙碌、三餐不定時、

常常熬夜、睡眠不足，特別容易得牙周病的族群之一。所以她有牙周病，我其實一點都不意外，但是她卻感到非常震驚，完全不能接受。

一般人會覺得牙齒「不疼」就應該沒事，而牙醫師需要透過 X 光片及經驗來判斷，所以有時人都還沒有進診間、實際看到患者的口腔，僅僅只是拍完 X 光片之後，站在 X 光室外面看 X 光片，我就知道這個患者牙周病很嚴重。

其實這張 X 光片，就是我的透視眼，可以看到口腔內部非常多肉眼看不到的真實狀況。所以錦珠老師當年在同一間牙科，給同一位醫師看診多年，是信任醫師，但醫師沒有提醒，錦珠老師根本不知道，要主動跟醫師提出定期拍攝全口 X 光片的需求，因為 X 光片可以有效檢查自己的牙周是否有遭受破壞，或牙齒內部有沒有其他病變產生。

因此，在我的門診中，幾乎每年都會提醒患者，需不需要自費照一張 X 光片？當我們在 X 光片中發現牙齒所產生的新問題，患者們都非常感謝我，願意花很多時間告知他們預防的觀念，幫他們找出牙齒問題以及潛在風險，並盡快接受治療，避免問題惡化。

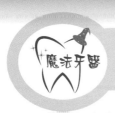

眞實案例

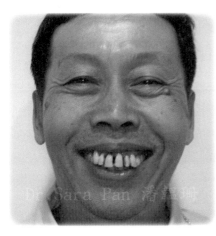
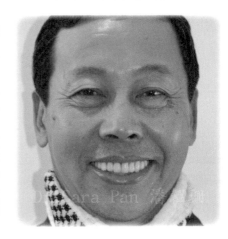

主訴：嚴重牙周病，牙齒外飄、牙根外露、牙齒搖晃、咬不斷食物、說話噴口水。

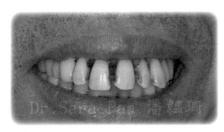
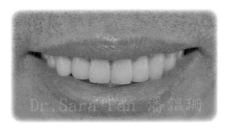

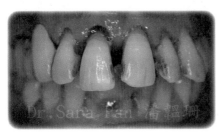
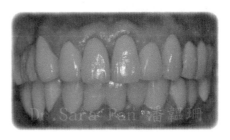

治療：水雷射牙周病治療＋根管治療改善牙齒比例及角度＋晶透全瓷牙冠快速矯正改善牙齒咬合及牙周病，療程約一個半月。術後照為追蹤六年的照片。

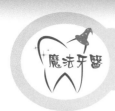

眞實案例

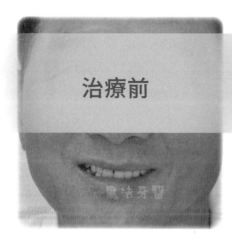
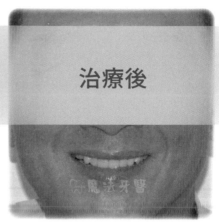

治療前　　　　　　　治療後

主訴：牙周病嚴重、牙齒搖晃、牙齒排列凌亂、門牙高低不一、有三角縫。

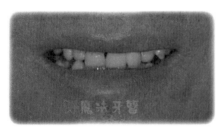
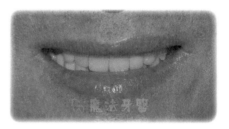

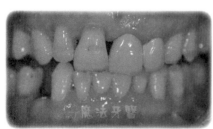
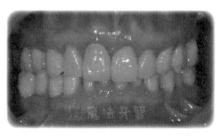

治療：水雷射牙周病滅菌治療 + 根管治療 + 晶透全瓷牙冠恢復咬合及微
　　　笑曲線。

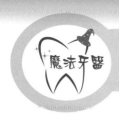

眞實案例

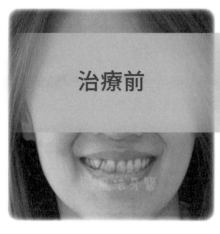
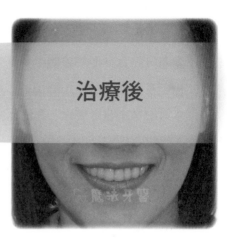

治療前 　　　　治療後

主訴：臉部歪斜及門牙中線歪斜嚴重，微笑歪斜，牙齒擁擠不整齊，牙齦
　　　高低不一，外觀不協調。

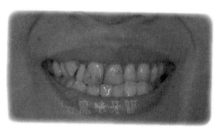
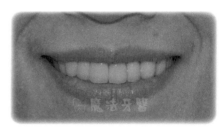

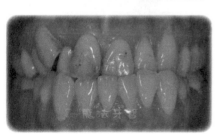
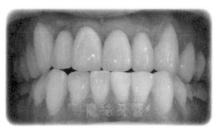

治療：由於患者不想做傳統矯正，故進行水雷射牙冠增長術，術後進行
　　　部分牙齒根管治療，再做晶透全瓷牙冠「快速矯正」，恢復良好
　　　咬合及讓清潔更容易。

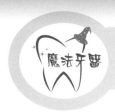

魔法牙醫 真實案例

主訴：嚴重牙周病，牙齒走山嚴重，且外爆，易噴口水，非常自卑、
　　　不開心，因為外型不美觀，被孫子說牙齒不好看。

治療：水雷射牙周病治療＋根管治療，改善牙齒比例及角度。缺牙區使
　　　用水雷射微創植牙重建，其他牙齒以晶透全瓷牙冠快速矯正改善。

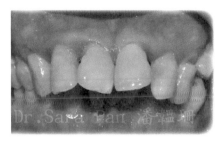
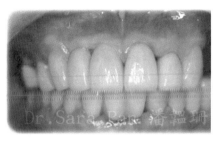

主訴：牙周病非常嚴重、牙齒凌亂、後牙缺牙嚴重、咀嚼無力。

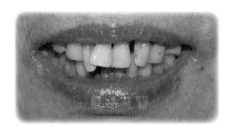
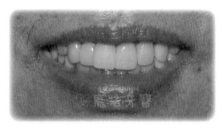

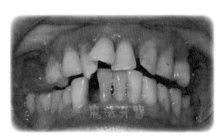
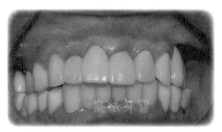

治療：水雷射牙周病滅菌治療＋缺牙區進行微創植牙重建＋根管治療＋
　　　晶透全瓷牙冠恢復咬合及微笑曲線。

4

Chapter

治療新武器：水雷射

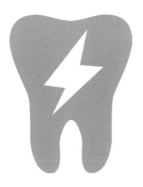

為何水雷射能有機會根治牙周病？

「水雷射治療真的有效嗎？」這是近幾年患者常詢問我的問題。

過往治療牙周病的方式不外乎就是開刀，進行「翻瓣手術」、「齒齦下刮除術」，很多患者一聽到「開刀」這兩個字，就會因恐懼而卻步，這是人之常情。再者，開刀完的不適感，例如：疼痛、進食困難、牙根酸軟等，幾乎是無可避免的副作用。因此，「水雷射」的問世，可說是牙科治療的新里程碑！它就像寫書法的毛筆般，讓牙醫師在切割軟、硬組織時，有如揮灑筆尖般輕鬆，有效取代「用手術刀」翻瓣、用「刮勺」刮除牙結石的傳統治療方式。

水雷射治療的原理，是利用「水分子」吸收雷射光的能量，引發微量水分子在硬組織內變成水蒸氣，迅速膨脹。這不僅可有效移除牙周囊袋中，含水量較高的牙結石，更重要的是促使發炎組織和細菌氣化，同時產生生物刺激，有助於細胞修復。牙醫師以水雷射儀器激發光能時，會同時噴出水和空氣，讓牙齒和牙周組織維持在低溫狀態，避免熱傷害，大幅提高了治療的安全性。此外，水雷射能迅速清除發炎組織氣化後的殘渣，避免殘渣持續留在牙周囊袋中。

水雷射滅菌治療的特點

水雷射牙周病滅菌治療，流血少、傷口小、少腫痛，不像

傳統手術開刀，因傷口較大，伴隨較長的修復期。一般來說，進行水雷射治療的當天晚上，患者即可正常進食，且患者們大多都表示幾乎不痛，除了極少數患者可能因為擔心、睡不好、壓力大，導致免疫力下降而產生嘴破的情況，而這些情況多與水雷射治療本身無關。

除了水雷射牙周病滅菌治療，我們還有五件事情要做，才有辦法根治牙周病。

一、去除「咬合傷害」，把口腔有咬合傷害的牙齒調整為良好、平均的咬合。患者治療後常常會進行全瓷牙冠重建，改善牙齒前後高低不齊的狀況，同時改善外觀。

二、改善「口顎功能異常」，必須去除軟組織對牙齒產生的慢性傷害，其實許多牙周病患者，都有口顎功能異常而不自知。成人一天吞口水 1000 多次，對牙齒的推擠傷害在所難免，透過配戴擋舌器或自主訓練，來改變舌頭的吞嚥模式，以改善口顎功能異常，以及對牙齒的慢性傷害。

三、缺牙區必須重建，避免造成其他顆牙齒的飄移，形成或造成更多咬合傷害。「缺牙重建」這一點，是治療牙周病非常重要的部分，也是關鍵。

四、後續應持續進行「水雷射的支持性牙周滅菌」。剛做完「全口重建」後，患者往往會因為牙齒變得容易清潔，同時外觀改善，能享受美食，自然心情變好、自律神經正常，讓牙周病不藥而癒。但不能因此掉以輕心，若日後依然疏於牙齒的清潔及照顧，或生活壓力變大、睡眠不足、慢性疾病不加以控制等等，又會使牙周病捲土重來。因此，利用「水雷射的支持性牙周滅菌」來維持牙周健康，使牙周病不復發就顯得格外重要了。

五、控制容易促使牙周病復發的危險因子，包含：清潔不當、吸菸習慣、壓力過大、睡眠不足、其他慢性疾病等等。

水雷射牙周病滅菌治療後，上述一至四點，都是牙醫師可以為患者進行治療、改善的；而第五點所提到的危險因子，則需要由患者自己積極加以控制，才能有效改善牙周病。

　　一定要記得，醫師治療只佔了五十分，剩下的五十分，要靠自己認真刷牙、用對的方式潔牙、調整作息、調適心情、控制其他身體的慢性疾病等，才能讓醫師治療好的牙周狀態，繼續良好的維持下去。

做對治療，才有機會跟牙周病說掰掰！

步驟	方法	原因	
主治療	水雷射牙周病滅菌（免開刀治療）	移除牙結石、氣化細菌及發炎組織、促進細胞修復。	醫師負責
後續治療 1	去除咬合傷害	避免口腔「硬組織」撞擊，對牙周、牙根所產生的慢性傷害。	
後續治療 2	配戴擋舌器，改善口顎功能異常。	避免口腔「軟組織」推擠，也就是舌頭，對牙周、牙根所產生的慢性傷害。	
後續治療 3	缺牙區重建	避免牙齒產生飄移，形成或造成更多咬合傷害。	
後續治療 4	水雷射支持性牙周滅菌（保養型治療）	定期回診檢查，讓牙醫師持續以水雷射移除牙結石、氣化發炎組織、促進細胞修復，控制口腔細菌量。	
後續治療 5	控制易使牙周病復發的危險因子	清潔不當、吸菸習慣、壓力過大、熬夜、失眠、其他慢性疾病等，皆為危險因子。若為基因引起，則要更積極改善，並且定期進行「水雷射支持性牙周滅菌」。	患者積極改善

由於水雷射的光纖很細，可以深入牙周囊袋進行爆破，把裡面的結石、細菌發炎組織氣化、去除，促進牙周組織新生，同時又不會像傳統手術造成較大的傷口，大大縮短了復原時間。因此治療間隔時間，可縮短至一個月，重複進行滅菌處理，可有效控制口中牙周組織的細菌量，一步一步，移除牙周病的根源。

水雷射的牙周病預防及治療，是我們診所推廣的國際醫療重點項目。這對於國際患者極具意義，因為水雷射的治療方式，患者既不疼痛、不影響飲食，又能夠在短時間內重複進行滅菌，促進組織修復、再生，大幅改善牙周的健康。

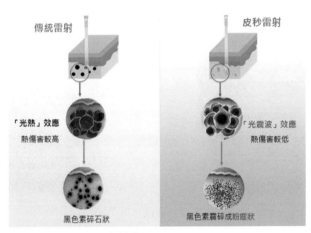

傳統雷射　　　　　　　　　　皮秒雷射

「光熱」效應
熱傷害較高

「光震波」效應
熱傷害較低

黑色素碎石狀　　　　　　　　黑色素震碎成粉塵狀

▲傳統雷射和皮秒雷射的差異。

水雷射應用於臨床的實際案例

我的爸爸、媽媽、公公、婆婆、先生，都是我的患者。因為他們都是我的家人，相對而言比較容易持續追蹤治療。如果他們的配合度很高，有定期回診進行「水雷射支持性牙周

滅菌」保養，他們牙周病就不會復發；但是，如果某一陣子偷懶，或者是牙齒不痛了就掉以輕心，潔牙不認真，在免疫力下降，或工作壓力大時，牙周病就有可能再度復發。

此外，如果是傳統開刀，每開一次刀，人的血管就會被手術刀「切斷」，一旦微血管斷裂，就會形成結痂、結疤的傷口。但水雷射的滅菌治療，並不會把所有的微血管弄破，只會作用於目標區域的發炎處，達到「滅菌」的效果，使細菌量降低至原來的 20% 至 30%。那剩下的細菌怎麼辦呢？剩下的部分，就是靠我們身體的自癒能力，把它們慢慢的排掉。

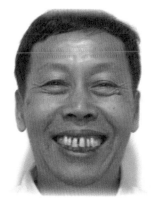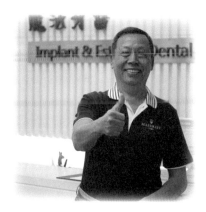

▲水雷射牙周病治療的真實案例 —— 潘爸爸

這種微妙的效果，是很多醫師可能沒有想到的。我的爸爸，在來找我治療之前，已有多年的牙周病，讓本來年輕時整齊的牙齒逐漸走山，牙齒往前飄移，牙縫越來越大。既不美觀，更難以進食。我爸爸是一個非常愛吃東西的人，越是吃不到，越是用力咬，所以當拉扯、撕斷食物的同時，也會把牙齒往前、往外推，牙齒不當的受力，更加速牙周的破壞，產生惡

性循環。經檢查後，我確定爸爸沒有口顎功能異常，只是他在吃東西的習慣上造成牙齒的慢性傷害，加上刷牙、漱口的方式不正確，潔牙的時間也不足，導致牙周病在他壯年時就快速惡化。

前面這一張術前的照片，大約是我爸爸 58 到 60 歲左右時拍攝的。在此之前，他就患有牙周病，當時的牙醫師跟他說，你的牙齒如果沒有好好治療，大概40歲左右就應該會掉光了。從那時候開始，爸爸就認真加強刷牙的次數，每次吃完東西就會去刷牙、漱口，這是我從小對他的印象。

但是，錯誤的方法即使再怎麼認真執行，還是無法解決問題。爸爸就是一個活生生的例子，因為我總是聽到他漱口時非常的用力，把水往外噴的聲音，他誤以為只要用力漱口，便可以把口中的牙菌斑清除乾淨。此外，他對牙膏的選擇也是很講究的，總是會買特別貴的牙膏，有涼感或是有藥效的牙膏。我還記得，小時候爸爸曾跟我說某某品牌牙膏很好，可以治療他的牙齒，用了之後牙齒比較不會不舒服、疼痛。最讓我印象深刻的是，他牙齒痛時，會請姊姊幫他滴齒齦藥水。

至於刷牙的方式，爸爸應該是一直都沒有確實刷到「牙齦溝」，只有在牙齒的表面清潔而已，雖然每天至少刷 3 到 4 次，算是滿頻繁的，也因此他的牙齒沒有真的在 40 歲時就掉光光，但是，也因為不正確的潔牙方式，導致口中的牙菌斑根本無法去除，所以最後還是得了相當嚴重的牙周病。直到我在臺大牙醫系畢業後第二年，爸爸跟我說，澳門兩家醫院的牙醫師都跟他說，前面的牙齒都留不住了，已經會晃動，必須要拔除前面 12 顆牙做植牙。

當我聽到這個消息，立刻和爸爸說：「你千萬不要貿然拔牙，

一定要過來找我！」於是爸爸從澳門來到臺灣的牙醫診所，我使用水雷射為他進行治療，再進行根管治療，並將走山、飄移的牙齒修短，讓他的牙根牙冠比例變好，同時移除了咬合傷害的問題，才終於解決了困擾多年的牙周病，並提升穩定度。

　　所謂的「牙根、牙冠比」，可以用一個比喻，讓大家了解它的重要性。牙齒的「牙根」和「牙冠」，就像是一棵樹的「樹根」和「樹幹」，泥土中的樹根，如果只有在淺淺的泥巴裡，這棵樹的樹幹又很高大，那麼，是不是就比較容易因外力而倒下呢？牙齒也是一樣，如果牙根和牙冠，比例是 1：3，這樣的牙齒，是不是會比較容易被推倒呢？當我們把牙根和牙冠的比例，修正為 1：1，該顆牙齒是不是就變得穩固許多了呢？

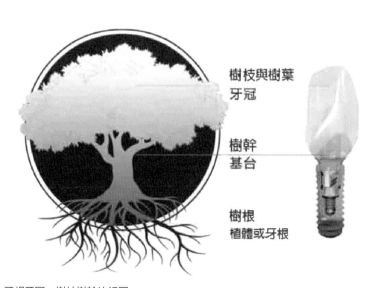

▲牙根牙冠、樹枝樹幹比插圖

只要牙根和牙冠比例變好，再經過適度的修型，並做上正式的全瓷牙冠。那麼，牙齒周圍的組織，在不被感染的情況下，自然就有機會透過自身的免疫力慢慢恢復。

爸爸從嚴重牙周病、大暴牙，到改善牙根牙冠比、變整齊，總共才花了一個半月的時間。而且，他那時只進行過一次水雷射牙周病滅菌，因為當時還尚未發展出「支持性水雷射牙周病滅菌」的治療概念。在一次水雷射牙周病滅菌後，我爸爸做了前牙的根管治療，再把全瓷牙冠裝上去，當然還需要咬合調整，並針對全瓷牙冠做一些特殊的設計。以上治療，就能把他的牙周問題控制住，而且後來持續追蹤，穩定度也越來越好。

我在寫這本書的期間，有不少因疫情而中斷回診的患者，讓我深深感受到「水雷射支持性滅菌治療」的重要。因為這一批沒有定期回診做水雷射保養的患者，基本上牙周都容易有狀況，免不了牙齦發炎的問題，甚至是牙周病的復發。一般而言，每半年定期回診的患者，都會呈現非常好的維持效果。因為這些患者都有定期進行牙周病水雷射保養，並聽從醫囑改善潔牙方式，所以和沒有定期回診的患者相比，牙周狀況截然不同。

有些患者可能會覺得每次進行水雷射保養都需要花費金錢、時間，所以不會主動回診。等到某天不舒服時才又再度來診，但往往就是這樣拖延的心態反而讓自己多花很多的冤枉錢，因為牙周、骨頭條件一旦被破壞了就回不去了，已經掉了的牙齒無法挽回，只能花更多錢重建。

牙科門診跟其他科別，例如耳鼻喉科，有非常大的差異。大家如果喉嚨痛、發燒、感冒，就會主動去看耳鼻喉科；但沒有牙痛，就不主動到牙科看診、檢查，這個觀念

其實非常不正確。因牙齒是所有人體器官裏面,唯一有「硬組織」的,牙齒一旦受損,是沒有辦法再長回去的。

此外,只有口腔才會每日三餐都有食物經過,讓細菌可以利用而快速繁殖,鼻子、眼睛、耳朵、皮膚這些器官,都不會有食物殘留讓細菌變多、變強大,因此牙科需要定期滅菌。

如果沒有症狀,一般人是不會也不太需要主動去做鼻子、耳朵、眼睛、皮膚的檢查。但牙齒卻是例外,即使沒有症狀,大家也絕對需要定期給牙醫師檢查、洗牙、清潔,避免口腔細菌大量繁殖而引起牙病。

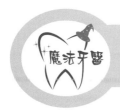

眞實案例

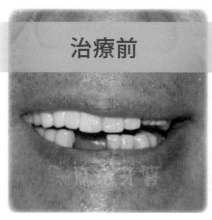

治療前

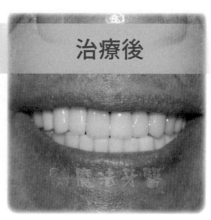

治療後

主訴：牙齒歪斜，刷牙流血，缺牙。

治療：水雷射牙周病治療＋晶透全瓷冠＋缺牙以微創植牙重建。

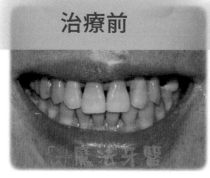

治療前

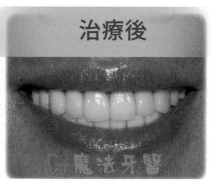

治療後

主訴：牙周病，刷牙流血，嚴重三角縫、不美觀、四環黴素嚴重。

治療：水雷射牙周病滅菌治療＋晶透全瓷牙冠治療，以 5mm 定律即
可改善三角縫。

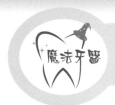

眞實案例

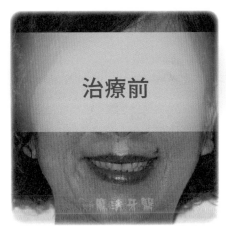

治療前

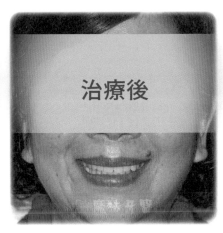

治療後

主訴：嚴重牙周病，牙齦萎縮，上下顎有三角縫。

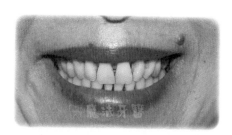

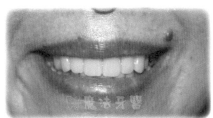

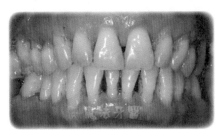

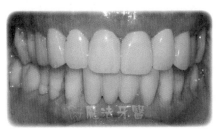

治療：水雷射牙周病滅菌 + 全瓷冠治療。

如何根治因牙周病產生的三角縫？

影片：牙周病、三角縫、牙根外露，只能拔牙做植牙嗎？難道沒有不用拔牙的辦法嗎？

什麼是牙齒的三角縫呢？在門診中，有很多患者因為牙齒與牙齒之間的縫越來越大，覺得不美觀而前來求診。

很多嚴重牙周病的患者，由於牙周病的致病菌，讓身體形成慢性發炎，經過一連串的生化反應，導致宿主的「噬骨細胞」增生，造成齒槽骨被大量吸收，進而使得牙齦嚴重萎縮，產生了牙齒與牙齒之間的「三角縫」。牙齒搖晃、鬆動，牙根裸露，所以視覺上看起來牙齒好像變長了。這些症狀，在傳統牙科醫師眼中被視為不治之症，以致於患者常常只能選擇維持現狀，或是先拔牙、再植牙，又或是在牙齦補肉，但通常效果短暫，無法真正解決問題。

對於有牙周病、三角縫明顯的患者，特別和大家分享我處理的方法：

一、採用水雷射牙周病滅菌治療，進行牙周組織的清創、滅菌，控制發炎情況，促進細胞修復，讓牙周組織恢復健康。

二、針對牙齦萎縮的症狀，我所創立的全新療法，是以Dr.Tarnow 於 1992 年發表的「5mm Rule」論點為基礎。這位醫師提到，當牙齒之間的接觸點與齒槽骨的距離少於 5mm，牙肉會 100% 長回來，在治療後的一到兩個禮拜內，牙齦三角縫的空隙就會自然填滿，因此能有效關上牙縫，而無需額外的手術或用藥，上述方法的關鍵是，必須利用全瓷牙冠重新

建立牙齒的接觸點。

把三角縫關起來，除了讓牙齒變整齊、變漂亮，最重要的是，解決了牙縫容易塞食物、卡殘渣的問題，避免牙縫中間產生蛀牙，讓牙齒更容易清潔，更好維持牙齒的健康。

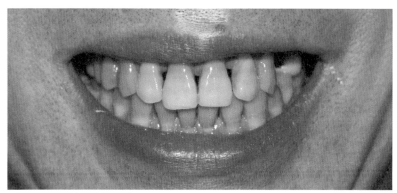

▲牙齦嚴重萎縮導致三角縫。

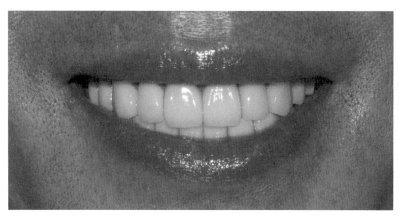

▲透過晶透全瓷牙冠，可以解決三角縫的問題。

水雷射滅菌 vs. 翻瓣手術，兩者差異為何？

影片：水雷射如何根治牙周病，一走要知道這幾件事！

以水雷射治療牙周病，可有效清除囊袋裡的發炎細胞，完成以往傳統手術無法達到的滅菌效果。此外，還能在患者初次接受治療後的一、兩個月內重複進行滅菌，一步一步達到更理想的治療結果。這些，都是傳統術式無法媲美的。

由於水雷射牙周病治療不用翻瓣，而是使用光纖深入牙周囊袋，進行清創、滅菌，同時促進細胞修復，所以傷口較小、不用縫合。即使是有糖尿病或曾做過放射性治療的患者都適用。水雷射牙周病治療在滅菌的同時，不易產生術中感染，若醫師操作得當，應是一項現代牙醫學極佳的臨床輔助工具。在臨床上，我經常向患者比喻：「今天有一個房間布滿了細菌及灰塵，想要將它清潔乾淨，我們需要掃地、拖地。您覺得這樣打掃，房間就真的乾淨、無菌了嗎？如果把一塊吐司拿到地上抹兩下，請問您敢吃嗎？」

掃地、拖地，就好比我們平常用手術刀、刮刀，將牙齦組織內的囊腫、息肉進行刮除的動作。但是，手術刀、刮刀本身並沒有任何「滅菌」作用，若有殘留病原菌，就極有可能再度復發；而水雷射就像是在房間裡安裝炸彈，爆破產生滅菌效果，細菌自然就會被氣化，因此病灶內的發炎組織，同時得以被清除。水雷射的滅菌功效，加上人體本身具有的自癒能力，在囊腫或發炎組織的清創上，皆有非常顯著的效果。

除了滅菌的功效，水雷射還有另一個較鮮為人知的好處，

就是「生物刺激」（Biostimulation），也就是當齒槽骨接觸水雷射時，接受了水雷射能量的生物刺激，就能加速癒合，並讓細胞獲得更多的再生能力。這不是一個噱頭，而是經實驗證明得出的結論。因此，在牙周病治療、全口重建，甚至是其他牙科手術，只要醫師使用得當，水雷射的發明對患者而言，可是一大福音。

牙周病常見治療方式

	傳統翻瓣手術	水雷射滅菌 / 支持性治療
術中痛感 / 是否需麻醉	疼痛，通常一定要打麻藥。	幾乎不疼痛，初期牙周病可不上麻藥；僅嚴重型需上麻藥。
傷口大小	需開刀，傷口較大。	微創、免開刀，傷口較小。
癒合期	較長，至少一個月。	較短，因傷口較小，數天即可恢復。
療程間隔時間 / 需等待多久可以再次進行治療	至少半年，多數為一年後。	因傷口較小，可以數天後或一兩個月內重覆進行滅菌。故可作為支持性治療。
進食方便性	因疼痛而影響進食，剛做完手術須以流質食物為主。	不影響進食，可正常用餐。
術後腫痛程度	有明顯腫脹感，嚴重者常伴隨疼痛。	大多數無腫痛
是否需要縫合	必須進行縫合	多數不需要

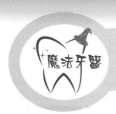

眞實案例

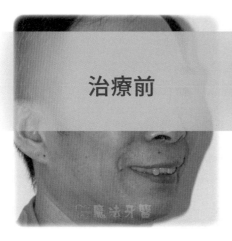 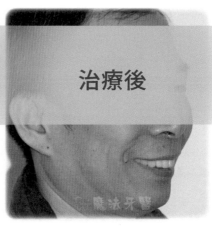

治療前　　　　　　　治療後

主訴：牙周病，牙齒搖動、不整齊、高低不一、三角縫明顯。

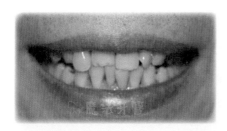 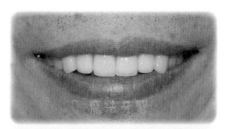

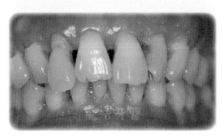 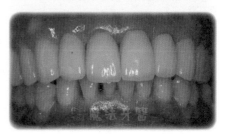

治療：水雷射牙周病治療＋顯微根管治療改善牙根牙冠比＋晶透全瓷冠
　　　治療＋療程約 1 個半月。

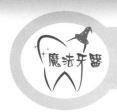

眞實案例

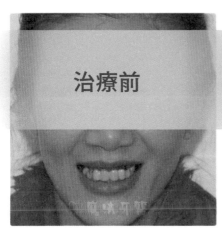

治療前

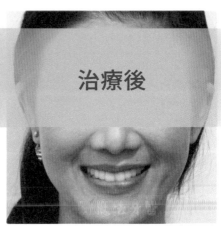

治療後

主訴：缺牙嚴重、缺後牙，牙齦外露，假牙不合，有蛀牙，嚴重慢性牙周炎。

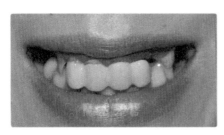

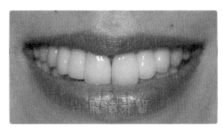

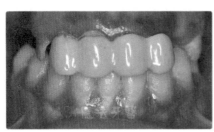

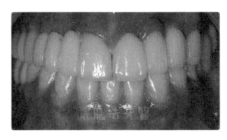

治療：水雷射牙周病滅菌治療＋全口缺牙區植牙＋水雷射牙冠增長術及晶透全瓷牙冠製作建立咬合及微笑曲線。

水雷射「免開刀植牙」
五分鐘搞定

影片：「微創雷射植牙」全口牙齒重建新利器！

　　看診二十多年來，幾乎每一週都有患者預約牙科的手術。我在臨床上卻幾乎沒有使用「手術刀」，大多以水雷射進行牙周病滅菌治療、微創植牙，或牙冠增長術等等。對患者而言，無論是在組織反應、術後修復上，效果都十分良好。

　　只要使用方式正確，水雷射對於患者和醫師皆是相當高效的治療儀器，而不只是行銷工具。當然，再次提醒大家，單單只有依靠水雷射，並不能讓牙周病痊癒，而是要接受完整的牙周病治療。

　　在魔法牙醫的治療中，水雷射微創植牙，即為免開刀的植牙手術，因為牙醫師不需要以手術刀翻開瓣膜。當然並非所有牙科診所的水雷射植牙，都等於不翻開瓣膜的免開刀植牙。使用水雷射進行微創植牙，透過 3D 電腦斷層及 4D 導航儀的輔助，讓醫師更精準看見齒槽骨的位置及高度，植入植體時更安全，大幅提高了植牙的成功率。

　　因為是以水雷射進行免開刀的植牙手術，傷口較小，感染率低，大幅降低了患者術後返家後的腫痛、不適感。水雷射在設定、操作適當的情況下，絕對是牙周病治療、全口重建的一大利器。因為有「水」，並不會產生高溫導致牙齒或骨骼損害，而低功率不噴水的設定還能有良好的凝血、止血效果，保持手術區域視野清晰。水雷射也讓「微創手術」的運用更加廣泛，避免產生以往傳統手術刀切割出來的巨大創傷，

大幅降低對人體淋巴、血管的破壞，避免大量滲出而壓迫神經，所以可有效降低術後的疼痛感。因此，術中容易控制出血量、術後不容易腫痛，癒合的速度自然就會比傳統手術快上許多，有經歷過傳統手術，再接受水雷射微創植牙的患者，大多都能感受到兩者明顯的差異，並對於免開刀的新方法給予高度肯定。

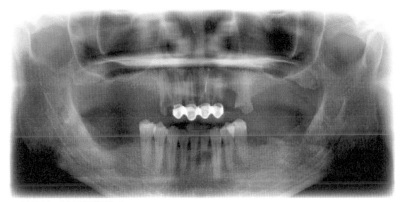

▲植牙前，缺牙相當嚴重。

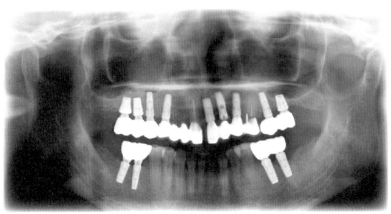

▲植牙重建後，咬合功能恢復正常。

植牙失敗了怎麼辦？

影片：為什麼植牙的價差這麼大？該怎麼選擇？

　　很多患者都會擔心花錢植牙重建，會有後遺症或失敗的問題，特別跟大家分享這個議題。的確，在醫療中沒有一位醫師，可以告訴你治療 100% 會成功，因為有許多的變數，都跟患者個人的身體狀況息息相關，也與患者平常的牙齒清潔保養、生活習慣、遺傳，脫不了關係。

　　但就牙周病而言，所謂的「失敗」應該就是復發，如果牙周病復發，就如同下一節內容所述，只要將這些復發的因素一一剔除，就有機會避免牙周病復發的問題。如果你今天重建完的牙齒是植牙，植牙會不會失敗呢？當然，所有治療都可能發生失敗的案例，但多數是個案，植牙失敗多數都是由於植體周圍炎。

　　「植體周圍炎」就是植體的牙周病！因植體周圍沒有像「真牙」周圍有一層富有彈性的牙周組織，也就是沒有自身的牙周韌帶提供修復機制，所以，一旦產生植體周圍炎，便容易繼續惡化下去，除非及早發現、及早治療。

　　針對植體周圍炎，利用「水雷射支持性滅菌」方式，進行積極的滅菌治療是有機會改善的，臨床中已有不少成功案例。

　　如果整個植體都失敗、掉落了怎麼辦？不用太擔心，先把植體取出，將植體周圍的齒槽骨窩洞，用水雷射清乾淨再次補骨，在補骨前使用水雷射滅菌產生能量刺激，就有機會讓新生骨再度長出，大幅提高未來重新植牙的成功率。

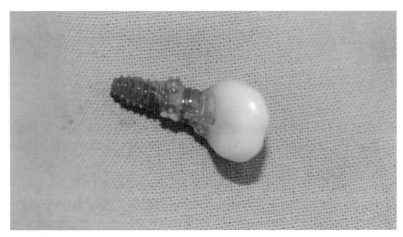

▲植牙失敗的植體。

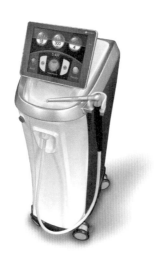

▲若有植體周圍炎或植體失敗的狀況，可利用水雷射進行滅菌，再接續治療。

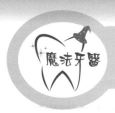

魔法牙醫

真實案例

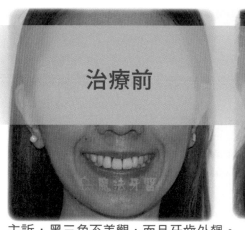 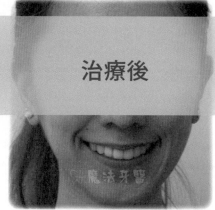

治療前　　　　　　治療後

主訴：黑三角不美觀，而且牙齒外飆。

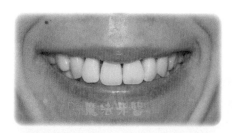 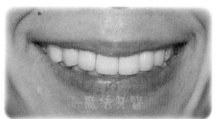

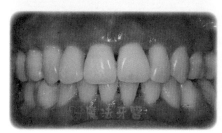 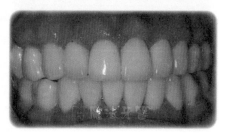

治療：雷射牙周淺層滅菌，晶透全瓷牙冠改善，治療大約一個月。做四顆
　　　門牙，假牙接觸點往與齒槽骨的距離少於 5mm 牙齦會 100% 長出來。

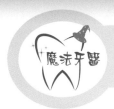

眞實案例

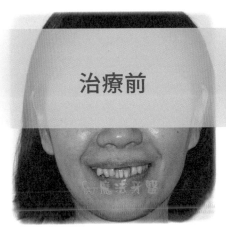 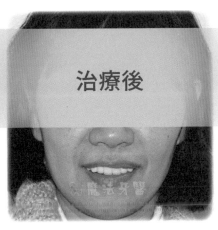

治療前　　　　　　治療後

主訴：門牙缺牙，牙周病嚴重，牙齒走山、牙齒變長。

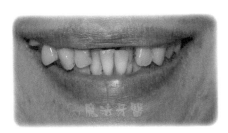 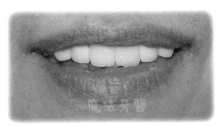

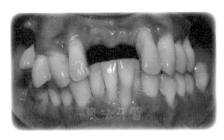 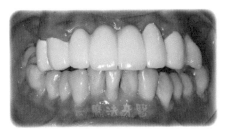

治療：水雷射牙周病滅菌治療 + 牙冠增長術 + 全瓷冠牙橋治療。

5

Chapter

牙周病治療後不復發的關鍵

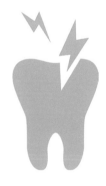

　　我可以告訴各位，答案是否定的。

　　其實大部分牙周病患者，之所以經過治療後，牙周病還是會再次復發，多數的原因是由於齒槽骨已經下降許多，所以治療完後，牙齦都會有明顯的萎縮，讓牙齒變得特別長，牙根外露。

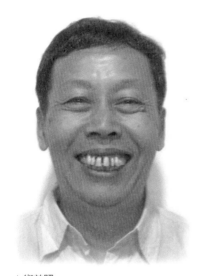

▲術前照

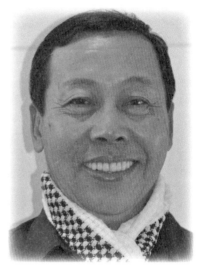

▲追蹤五年後。

　　這個案例的患者牙齒特別長，牙齒與牙齒之間的齒縫也特別明顯，而且牙齦萎縮，因此牙根、牙冠的比例就變得很不

好了。當埋在骨頭裡面的牙根變得比較短，咬合的時候，就很容易造成牙齒鬆動，加上患者在日常清潔上，很難把牙齒的「每一個面」都刷得十分乾淨，久而久之，牙結石又容易累積，牙周病就容易復發了。因此，只要把牙齦萎縮、牙齒過長、牙縫過大等問題改善，牙周病便容易不藥而癒，也不容易再次復發。

傳統治療牙周病的方式，大多是進行「牙齦下牙結石刮除術」以及「翻瓣手術」，醫師會很用心地把牙結石刮乾淨，但刮完之後牙根裸露在外面，容易導致牙齒敏感，故患者反而因為痠痛而不敢多刷牙，牙周病因此又容易復發。

於是醫師就會教你，用特別多的工具和步驟來刷牙，比如用「牙間刷」來刷牙齒鄰接面，用「單束毛牙刷」來刷側面，還要用沖牙機、漱口水、牙周病專用牙膏等等。但是，即便如此，也無法保證患者回家後能把牙齒刷乾淨。

因為這些方法雖然醫師都有教，但是如果患者手不靈活，或者是刷牙時根本沒有用眼睛看，就以為自己有刷到。另外，如果刷牙的時間根本不夠，那牙齒怎麼可能被刷得乾淨呢？長期潔牙不當的結果，就是牙周病的致病菌及牙菌斑，很容易累積在牙齒及牙齦溝上，經過口水的礦化，漸漸變成牙結石，累積成細菌的宮殿，牙周病因此就容易再復發。

因此，對於牙周病患者而言，在接受水雷射牙周病滅菌的基本治療後，改善牙根牙冠比、牙齦萎縮、牙齒過長、牙縫過大等問題，相當重要。除了可以改善外觀，避免牙齒排列參差不齊而不利於清潔，導致長期清潔不當的問題，更可以改善咬合，避免咬合傷害的發生，移除牙周病難解的禍源。

影片：用水雷射可以根治牙周病？以下三件事要做到！

為何人人都應該要做牙周病的支持性治療？

　　什麼是牙周病的支持性治療呢？這是最近研發的新名詞，為了讓患者能夠更容易理解牙周病「定期保養」的重要性。牙周病的支持性治療，十分有利於牙周狀況的穩定，使牙周病不復發。

　　過往大家對牙周病治療的概念，多數都是需要開刀。醫師所執行的是「翻瓣手術」、「牙齦下牙菌斑及牙結石刮除術」，這樣的術式常常讓大家感到害怕、排斥，主要是因為覺得手術過程及術後往往相當疼痛、不適，開刀後牙根酸軟，造成患者對刷牙這件事反而變得更困難。

　　相對於傳統的「翻瓣手術」、「牙齦下牙菌斑及牙結石刮除術」，我們在其他的章節不斷提到，現代治療牙周病的新利器，其實就是水雷射。「水雷射」，顧名思義，就是有水參與的雷射，其原理則是藉由「水」來吸收雷射光的能量。當水分子吸收光能時，可以移除牙周囊袋中的牙結石，更重要的是讓發炎組織及細菌氣化，同時也能產生生物刺激，促進細胞修復。

　　從過去的臨床經驗中，我發現水雷射這項新時代的儀器，相當適合作為牙周病患者的支持性治療。除了有優異的滅菌效果，還有生物刺激可促進組織再生！

　　那麼，我們要多久進行一次水雷射牙周病治療呢？「支持性治療」所進行的頻率因人而異，對於已有嚴重牙周病的患

者，當牙齒已經產生嚴重飄移，甚至搖搖欲墜，但仍不想拔牙、植牙的話，建議大約一個月左右可以進行一次；如果是發炎比較嚴重，但是牙齒尚未有飄移、咬合傷害時，建議兩、三個月要進行一次；如果是曾經罹患過牙周病，經治療後，現在狀況已經逐漸穩定了，那就可以每半年進行一次；如果只是想預防牙周病，則可以一年一次。當然，治療的時候需要與牙醫師面對面，讓醫師仔細的評估口內的現況，才能評估得更精準。

有了牙周病的支持性治療，牙周病復發的機率會大幅降低，甚至有很多患者，有機會從此和牙周病說再見。

此外，曾進行植牙手術的患者，若發生植體周圍炎（植體牙周病），也就是植入的植體（人工牙根）周圍的牙齦所產生的發炎現象，這會使得植入的植體狀況變得不穩定，嚴重時，甚至可能會導致植牙失敗掉落。一般在植牙手術結束之後，半年內都不會在手術區內再度進行其他侵入性的治療。但是，如果是水雷射的支持性治療，由於侵入性極小，可以一個月進行一次。用水雷射進行滅菌，產生生物刺激，讓發炎的牙周穩定下來，促進牙周細胞修復，有機會可使植體周圍炎消退。

簡而言之，水雷射的支持性治療，無論是穩定「牙周病」，或是「植牙手術後」的保養，都是相當有利於滅菌、修復的利器。除了治療的頻率與次數之外，進行水雷射支持性治療的時機，也相當重要。誠心的建議大家，千萬不要等到牙周病已經非常嚴重了、植體已經搖搖欲墜時，才想到要開始進行治療。當我們的口腔病況已經過於嚴重、失去了某些骨骼的條件時，往往需要付出更多的時間、更高的費用，即便在術後加倍用心的照顧，也不見得能完全恢復到原本健康的狀

態。因此，一旦發現牙齦有狀況時，就應該積極回診，讓醫師評估是否可以進行水雷射支持性治療；當牙齒和牙齦健康時，應該要每半年定期讓專業的牙醫師洗牙，並檢查是否有平時清潔不夠確實的地方。提早預防、及早治療，才是真正有效節省總治療費用的好方法。

改善牙周病「全瓷牙冠」功不可沒

影片：牙齦萎縮、牙根外露怎麼辦？難道只能拔牙嗎？

大家不要以為患者做美白貼片和全瓷牙冠，全都是為了漂亮。植牙、牙周病有時也需要透過「全瓷牙冠」改善，它是讓牙周病更穩定的重要關鍵。

牙周病的好發因素，主要是由細菌和牙齒咬合創傷導致，當然還有書中所提及的其他因素。但重點還是要改善潔牙方法及去除咬合創傷，才有機會長治久安。當牙根外露，牙冠看起來很長，是很難把牙齒、牙齦溝刷好的。

治療牙周病的咬合創傷，也需要做牙冠的重建。將每顆牙的咬合力調整至平均，而非總是先咬到某顆牙齒。調整後，往往牙齒形狀已缺陷，經常少了一塊。而治療牙周病後，牙齒常常會有明顯的三角縫，既不美觀，又易藏汙納垢，故透過全瓷牙冠，能有效地關閉三角縫、改善美觀、去除咬合傷害，使牙齒更容易清潔。所以全瓷牙冠，除了能幫助牙周病患者，更容易控制致病細菌的量以外，還能夠讓患者快速擁有一口咬合良好牙齒，而且沒有不良齒縫的牙齒，當患者能夠輕鬆的刷乾淨，才有機會能夠徹底治療牙周病，非常重要的方法及步驟之一，少了此步驟，復發率便會提高。

全瓷牙冠除了讓嚴重牙周病的患者，可以有一口健康、整齊、美麗的貝齒，並且能夠正常飲食。很多人都誤以為做了全瓷牙冠，不太能咬東西，或者是會敏感，這是許多患者的迷思。其實全瓷牙冠就像在我們真正的牙齒上，套上一個很

合適、漂亮、堅固安全帽的概念，牙根還是保有自然牙的牙根。所以牙根周圍的牙周韌帶、神經、血管，依然與身體相連。至於敏感問題，有些很年輕的患者，進行貼片全瓷牙冠，會有過渡時期的敏感，是因為牙本質小管被修磨後開闊所致，但之後，多數也會再鈣化，所以這個敏感會逐漸改善，不用太過於擔心。

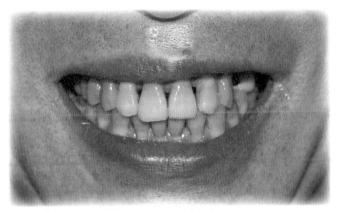

▲牙周病患者有牙齦萎縮、三角縫、牙齒變長的問題。

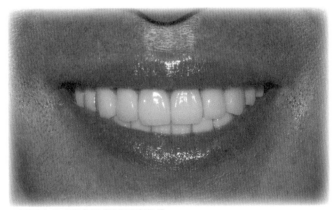

▲牙周病患者進行全瓷牙冠療程後。

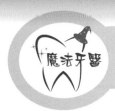

眞實案例

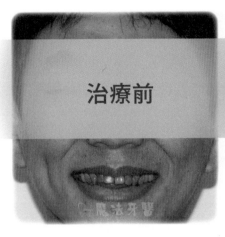
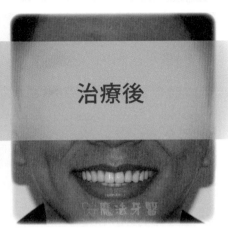

治療前　治療後

主訴：牙齒表面蛀牙變色、排列不整齊、開咬、蛀牙、四環黴素嚴重。

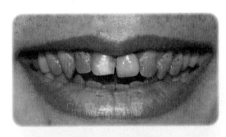
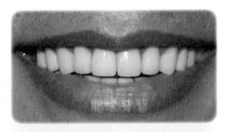

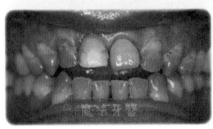
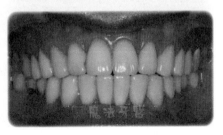

治療：水雷射牙周病滅菌治療 + 晶透全瓷冠治療。

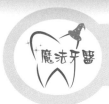

眞實案例

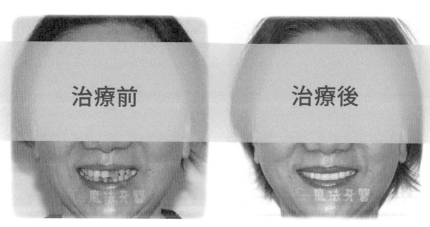

治療前　　　　　　治療後

主訴：牙齒凌亂、有蛀牙、顏色不均勻，刷牙流血，牙結石累積明顯
牙周病嚴重。

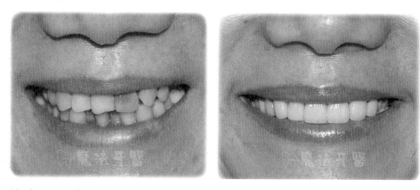

治療：水雷射牙周病滅菌治療 + 顯微根管治療處理蛀牙 + 晶透全瓷牙
冠改善微笑曲線。

牙周病復發的六大危險因子

影片：只靠漱口可以把牙菌斑漱掉嗎？

　　前面的章節，我一再強調牙周病令人聞之色變的原因，是因為以往傳統治療方式，都需要開刀，醫師會為患者進行「牙齦下牙菌斑及牙結石刮除術」，術後「牙根」常常裸露，修復期經常疼痛不適。所以患者們聽到「治療」牙周病就害怕，是因為傳統的「治療過程」令人不適，而不是牙周病本身的疼痛。

牙周病復發的危險因子

　　一、沒有徹底潔牙：當患者罹患牙周病，經過治療之後，沒有徹底改變自己的潔牙習慣，就會很容易再復發。因為口腔中堆積的致病菌，是形成牙周病的最主因。

　　二、缺牙不補：導致牙齒飄移，飄移之後很容易產生不正常的撞擊以及咬合傷害，導致牙周病非常容易復發。

　　三、抽菸的患者沒有戒菸：牙周病復發的幾率會比沒有抽菸的人高。因為菸裡面的物質，會讓口腔的微血管末梢收縮，阻礙血管新生成，如此會讓人誤以為自己的牙齦是健康的。即使發炎也不太會流血，卻不知道原來牙周病的細菌已經侵入你的牙囊袋深處。治療牙周病後，傷口需要修復，有個特別的條件，就是需要充足的血液，牙齒組織才能修復、生長，而菸草中的物質會阻礙血管生成。

　　四、其他慢性疾病：如未經控制的心臟病、糖尿病等皆可

能讓牙周病復發。因此，定期回診、治療、追蹤，相當重要。還有壓力大、熬夜、睡眠不足，易使自律神經失調，導致免疫力下降。如果沒有正視這些問題，徹底改變生活習慣、放鬆心情、減輕壓力，牙周問題是不容易改善的。我的門診中，有很多大老闆十分忙碌，且長期壓力大，這已經不是外在因素，努力刷牙就可以改善的，因為口中依然會殘留一定量的牙菌斑跟細菌，若此時因長期壓力大，導致自律神經失衡、免疫力下降，一樣會引起發炎的症狀，使牙周病復發。

　　五、遺傳因素：雖然遺傳因素在後天較難控制，但平時可以盡量，認真的潔牙，配合醫師定期回診，多做「支持性的雷射治療」，並重視營養均衡，把身體照顧得更好，增強免疫力，一定會有助於讓牙周病不復發。

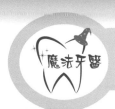

眞實案例

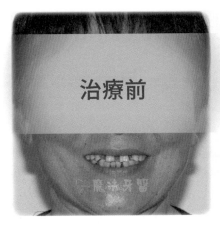
治療前

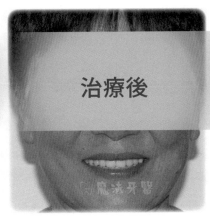
治療後

主訴：缺牙，牙齒走山、飄移、搖晃嚴重，門牙開縫嚴重，嚴重牙周病。

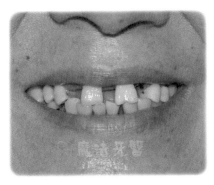

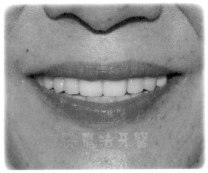

治療：水雷射牙周病滅菌治療＋上顎兩顆側門牙以植牙重建＋根管治療改善蛀牙問題及晶透全瓷牙冠恢復微笑曲線。

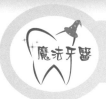

眞實案例

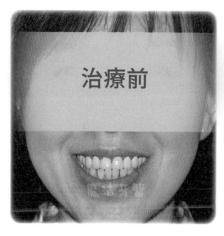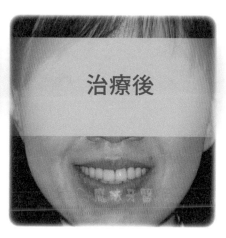

主訴：牙周發炎、假牙不密合、牙齦外露、暴牙。

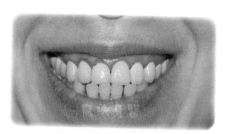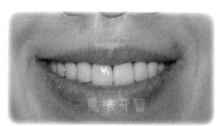

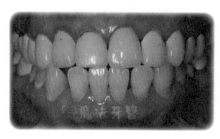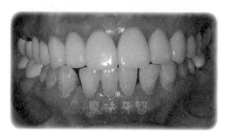

治療：水雷射牙周病滅菌治療 + 牙冠增長術 + 拆除舊假牙 + 換上全瓷冠 + 重建微笑曲線。

研發潔牙泡泡與治療牙周病

一般牙醫師對於「牙膏」是零知識

大家知道牙膏是屬於哪一類的產品嗎？藥品？食品？都不是！在衛福部的分類中，牙膏是屬於「化妝品類」的日常清潔用品。那麼，製造牙膏的專業科系又是誰呢？是牙醫系嗎？不是！是「化工系」。

在門診中，一直以來都有很多牙周病和缺牙重建的患者，牙齦總是發炎、紅腫、流血。因此我和大多數牙醫師一樣，都一定會建議他們在日常生活，要認真多刷幾次牙。

唯有用正確的潔牙方式，並增加潔牙的時間，才能有效去除牙菌斑。當口中的牙菌斑減少，便會減輕牙齦發炎的症狀，促進牙齦修復，恢復健康。

一輩子都不缺牙膏的牙醫師，為何要研發潔牙泡泡？

在臨床進行口腔衛生教育多年，一直令我感到矛盾的是，明明知道市售牙膏添加了各種化工成分，其中少不了研磨劑、發泡劑、殺菌劑、防腐劑等，而我又經常建議患者增加潔牙時間和次數，這勢必讓他們增加了口腔黏膜和化學成分接觸的頻率。

近年來，市售牙膏已經發生了很多次被檢驗出「殺菌劑過量」的新聞。幾乎沒有人沒用過的世界知名廠牌，也曾被檢

驗出「三氯沙」（Triclosan），而且，添加量都是高出法規的數千、甚至數萬倍！

即使這可能是製造疏失，而非刻意長期使用的配方，然而，「三氯沙」作為一種殺菌劑，雖可以控制微生物生長，作為抗菌、防腐等用途。但美國國家環境保護局（EPA），曾把它列為殺蟲劑的一種，而美國食品藥物管理局（FDA），至今仍禁止添加於清潔用品中。

我在懷孕、即將成為母親時，非常擔心孩子以後刷牙，牙膏中的化工成分可能經由口腔黏膜的微血管進入人體，更害怕孩子可能誤吞牙膏，讓牙膏裡的化學成分對身體造成直接的影響，於是，產生了研發天然潔牙用品的念頭。

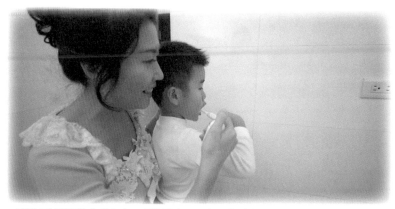

▲研發天然潔牙泡泡的初心，是為了自己和兒子的健康。

多年來，積極尋找製造天然精油、純露廠商，研發口味、進行成分改良，由天然抗菌植物的精油、純露所提煉而成的潔牙泡泡，終於誕生。

以左手香、茶樹、薄荷、丁香等天然植物精油、純露，加上有效防蛀的木醣醇，不添加防腐劑、三氯沙、研磨劑、香精、

色素、發泡劑等化工成分，即使孩子誤吞，也不會對身體造成負擔。

在研發過程中，我希望能同時滿足一般民眾、孩子及牙周病、牙齦炎患者的需求，因此，潔牙泡泡有三種口味，並具有「多功能」的特性，既可以是牙膏，也是漱口水，更可以當做假牙、牙托的清潔劑，用來清潔各式牙科輔具，例如：活動假牙、隱形矯正裝置、移動式傳統矯正裝置、維持器等。

只要按壓一下，就可以開始刷牙，除了讓刷牙更有效率，用量也比一般市售牙膏減少很多。

潔牙泡泡口味	特性
安心型	適合兒童、孕婦、牙齦健康者，及一般成人長期使用。
涼感型	適合喜歡清涼感的人，成人、兒童皆可使用，涼感型潔牙泡泡所使用的薄荷非化工等級，是天然植萃。
加強型	適合牙齦紅腫、發炎、出血、牙周病、口腔手術後、熬夜，或有吸菸習慣者使用。內含對抗牙周病細菌的有效成分，宜與安心型交替使用。

「潔牙用品」與「潔牙時間」的關聯性

在臨床上，牙醫師或多或少都會告訴患者正確的潔牙方法、足夠的潔牙時間。但是，卻可能很少探討「潔牙用品」與「潔牙時間」的密切關係。如果我們長期使用的是成本低廉，以化工成分為主的潔牙用品，由於口感清涼，甚至是辛辣、刺激，我們的口腔黏膜其實很容易「受不了」，因此讓人的潔

牙時間難以持續超過五分鐘，如此一來是難以把牙齒清潔乾淨的。

此外，這些口味清涼、辛辣、刺激的產品，其實讓很多牙周病、牙齦炎、口臭的患者，常常誤以為只要牙齒有沾到牙膏、漱口水，有涼涼的感覺，就有「刷乾淨」的效果。殊不知，真正要把牙齒刷乾淨，需要「接觸清潔」，才能有效去除牙菌斑、致病菌。

而單單只靠漱口，只有不到百分之五的潔牙效果，可說是無用。因此，如果我們只是隨意將牙刷擠上牙膏，在牙齒周圍簡單晃兩、三下，以為有讓牙齒沾到泡泡，再漱漱口就好。蛀牙、牙周病，是未來一定會發生的事情。

要鼓勵患者把牙齒刷乾淨，遠離牙周病，就必須要有健康的潔牙用品，可以讓患者順利延長潔牙時間。可惜的是，這個觀念極少民眾、醫師重視，因為市售牙膏、電動牙刷的廣告早已深入人心，甚至產生誤導。尤其是在電動牙刷的廣告中，相當容易讓民眾誤以為「潔牙」這件事，只要 1 到 2 分鐘就足夠了。

以我自己為例，一天會刷兩次牙，早晚各一次，每次刷牙皆超過十分鐘。我的牙齒是很健康的，全口都是天然牙，並沒有假牙。我口中的牙齒共有 24 顆，因為進行過牙齒矯正，拔了 4 顆智齒，4 顆小臼齒，所以 32 顆減 8 顆，只有 24 顆，雖然牙齒數目比一般人少，但我依然每次刷牙都超過 10 分鐘，而且「每一次」刷牙都「刷三回」，等於「一天刷六回」的概念。

其實一直以來，我就是因為希望自己能夠多刷幾次牙，但是又不想接觸太多化工成分，因為我們的口腔和皮膚不同，儘管皮膚擁有多層的屏障，都還是有很多專家、學者、孕婦、媽媽擔心「經皮毒」的發生，也就是清潔用品、化妝品、保

養品中的化工成分，透過皮膚的接觸對身體產生影響。那麼，對於我們充滿神經、微血管的口腔黏膜，這些化工成分，可說是更容易入侵。

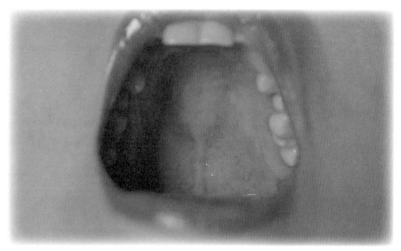

▲人體口腔中充滿微血管。

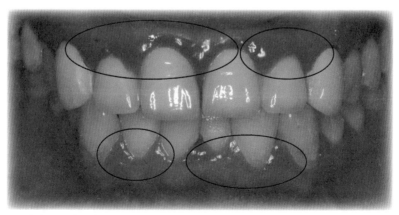

▲牙齦紅腫發炎充滿微小傷口，市售牙膏的化工成分，會從微小傷口進入人體。

臨床中，不少長期飽受牙周病、牙齦炎所苦的患者，在用過潔牙泡泡後，告訴我：「潘醫師，我回不去了！」他們和我說，用過潔牙泡泡後，再也不想使用一般牙膏了，這是對我的一大肯定。

　　願大家使用健康的潔牙用品，讓牙齒、口腔健健康康，陪伴我們到老！

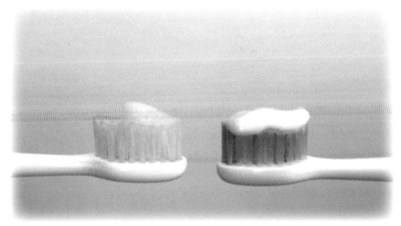

▲潔牙泡泡擠出來後就能直接使用，每次的用量也比一般市售牙膏少很多。

潔牙泡泡

Dr. Anla

天然 NO.1 專業牙醫研製

★ 堅持使用天然抗菌植萃，不含化學防腐劑、酒精、三氯沙、研磨劑、色素、香精、化學發泡劑。

抗菌草本植萃 ➕➕

左手香、茶樹、薄荷、丁香、木醣醇

> 木糖醇（Xylitol）不能被細菌分解利用，且可取代甜味中的糖份以防止蛀牙，價格是砂糖近30倍，非常昂貴。

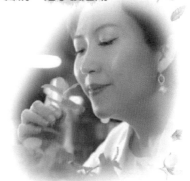

淡淡的果香跟木醣醇的甜味
讓您刷牙很療癒

➕安心型 適合：

兒童、孕婦、牙齦健康者及一般成人長期使用。

➕加強型 適合：

牙齦紅腫‧發炎‧流血、牙周病、口腔手術後、熬夜或有抽煙習慣者等使用，宜與安心型交替使用‧內含chlrohexidine，是專門針對牙周病細菌的成分。

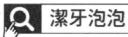

潔牙泡泡

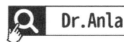

Dr.Anla

▲獲獎的潔牙泡泡。

「看牙齒」不是看感冒，
不能等痛了才就醫！

　　一般人沒有「感冒、喉嚨痛、不舒服」的時候，絕對不會主動去看醫生，但是牙齒千千萬萬不能這樣哦！對於我們的牙齒千萬不能有疼痛感才來就醫。因為牙周病、蛀牙的過程往往都不會痛。蛀牙引起的劇烈疼痛是急性牙髓炎引起的，而蛀牙本身過程當中都是無感的。牙周病也是慢性疾病，大部分發展過程也是毫無感覺，只有部分患者在免疫力下降的時候，牙齦會腫起來。所以，想避免蛀牙跟牙周病，一定要定期到你信任的專業牙醫診所檢查。

　　定期一至兩年拍攝全口 X 光片，真的非常重要，或者懷疑有蛀牙的地方，要拍攝局部 X 光片。

　　蛀牙在還沒蛀到神經之前，這顆牙齒還有救，可以進行 3D

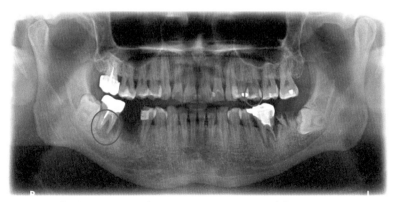

▲紅圈為牙齒脫鈣 40% 以上才會看到的蛀牙，藍圈為囊腫或息肉。X 光片可以作為牙醫師的透視眼，發現很多肉眼看不見的問題。

齒雕、K 金嵌體、金屬瓷牙冠、全瓷牙冠等，較永久、良好、材質穩定的治療方式。如此治療這顆牙齒以後，再蛀進去的機會就會大幅降低，用到老的機會就會大幅提升。當然前提是處理及黏著的技術必須良好，這就要仰賴專業的醫師、精密的儀器、設備及材料了。

　　牙周病定期回診加上拍攝全口 X 光片，則可以讓醫師看到你的牙周狀況，口腔中有沒有紅腫容易流血的問題。洗牙的時候，也可以透過超音波潔牙，了解牙齦的健康狀況。從 X 光片可以看出肉眼所看不到的牙周問題，例如：雖然患者常常都未必會有疼痛感，但骨頭已受到嚴重破壞，或牙周病又有再度復發的跡象等病徵。

因小時候的陰影超級害怕看牙醫，也沒有牙齒保健的觀念、有天牙齒突然無比劇痛時！才意識到牙齒崩壞，且開始無法正常的吃飯，直到來找潘醫師♥ 潘醫師針對我的狀況及需求提出專業且適當的療程建議，也會誠心的告誡我不好好照顧牙齒的後果，給我很多照護牙齒的專業教學影片，Youtube 魔法牙醫 團團♥ 魔法牙醫的環境太好了，一人一室，保護隱私這真的超棒！雖然到診所要花 1 小時的車程，但非常值得，選擇專業度夠且細心的診所，才能保障配的安全！
魔法牙醫讓我『很安心』！
現在可以大口吃飯，很幸福！

謝謝謝 潘醫師的團隊 ♥ 我會好好珍惜♡
劉語彤
2021.7.30

▲患者的感謝信。

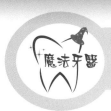

眞實案例

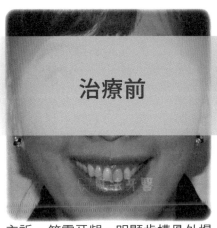

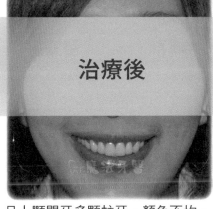

治療前　　　　　　治療後

主訴：笑露牙齦，明顯齒槽骨外爆，且上顎門牙多顆蛀牙，顏色不均。

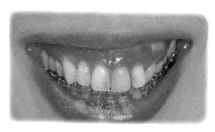

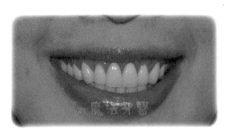

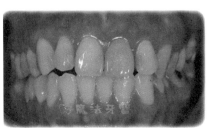

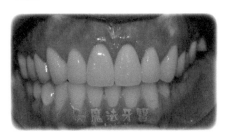

治療：因咬合過淺，故需先進行下顎矯正，讓咬合變深才可進行牙冠縮
　　　短處理。先進行水雷射齒槽骨修正術＋牙冠增長術，再進行根管
　　　治療及晶透全瓷牙冠。

Chapter

6

牙科問題的常見迷思

電動牙刷是好還是壞？

影片：如何選擇適合自己的牙刷？

　　牙周病患者在進行全口重建後，回診檢查時，使用電動牙刷刷牙者，牙周狀況往往較容易變差，甚至又再度復發，為什麼呢？

　　許多患者以為用電動牙刷刷牙，會比用一般牙刷更有效率、更乾淨，殊不知因為電動牙刷震動感很強，所以刷過去的時候，會讓人以為它有刷得很乾淨了，但有些轉角的位置，電動牙刷的刷毛根本沒確實的「接觸清潔」，這些位置的牙菌斑，依然非常頑固的附著在牙齦溝上。此外，牙齦溝的位置，容易讓牙周病患者因為感到敏感不適，所以患者會以為有刷到，就快速帶過，但其實是沒有碰到牙齦組織的，反而導致刷得更不乾淨，因為牙菌斑真的很黏。當電動牙刷震動頻率太高，或者在刷牙時造成刺激、敏感，反而沒有辦法好好的清潔到牙齦溝，如此就會產生惡性循環。

　　還記得嗎？我們要選用小頭、軟毛的牙刷，以兩、三顆來回移動的方式來刷牙，才能有效清潔牙齦溝內的牙菌斑。而市面上的電動牙刷，多數都是大頭且刷毛較硬，震動感大，其實會對牙齦產生刺激。如果你很認真的刷牙，牙齦比較容易受到刺激而萎縮。但如果你隨便刷，就容易刷得不乾淨，導致牙菌斑累積，牙齦發炎、紅腫。這些都是我臨床上，透過與患者問診，及檢查口內觀察到的現象。有牙周病的患者使用電動牙刷時，一定要加上「手動接觸清潔」，在牙齦溝、轉角處加強清潔。

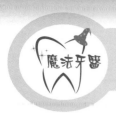

真實案例

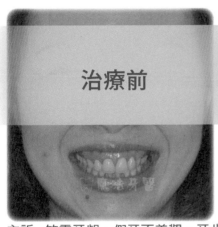
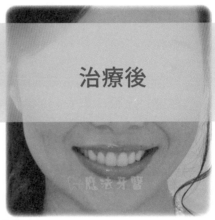

治療前　　　　　治療後

主訴：笑露牙齦，假牙不美觀，牙齒有縫。

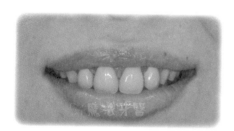
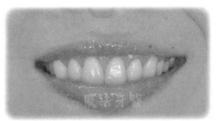

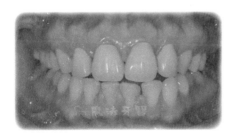
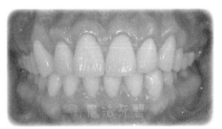

治療：水雷射美觀性牙冠增長術（俗稱牙齦整形）+ 晶透全瓷牙冠，療程
　　　約一個半月。

懷孕可以進行牙周病治療嗎？

影片：牙齒咬合與健康、口周肌肉功能密不可分的關係！

　　孕婦在懷孕期間，蛀牙機率大幅增加。孕吐會使口腔環境變成酸性，懷孕婦女因體內荷爾蒙改變、血液循環豐富，對牙菌斑的刺激更為敏感，可能出現刷牙出血、牙齦炎、牙齦瘤和牙周病等狀況。

　　許多懷孕患者都不敢看牙醫，原因是在看牙時會緊張害怕，可能造成子宮劇烈收縮，導致流產的風險。但絕對不是說孕婦不能看牙齒哦！懷孕會使荷爾蒙改變，故有沒有徹底做好清潔牙齒，至關重要。

　　當懷孕婦女發現牙周腫痛時，牙周病的細菌很有可能會經過血液跑到胎盤，對胎兒造成影響，故應該積極以水雷射進行滅菌治療。因為水雷射不是對人體有害的輻射，而是透過不同能量設定，以幾乎不打麻藥的方式，利用水雷射進行安全的滅菌處理。

　　懷孕期間更應特別注意牙齒保健，維持良好的口腔清潔照護，並定期做口腔檢查、主動告知牙醫師目前是在懷孕階段。最好於準備懷孕前，就積極治療既有的牙齒問題，並且進行一次全口徹底洗牙，以預防妊娠期口腔疾病。

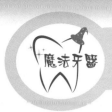

眞實案例

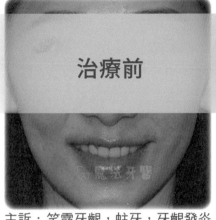
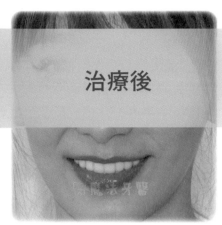

治療前　　　　　　　　治療後

主訴：笑露牙齦，蛀牙，牙齦發炎，假牙不美觀

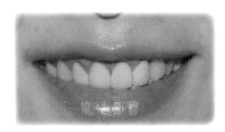
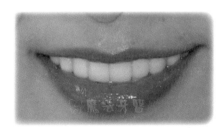

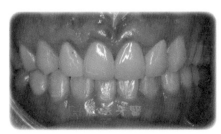
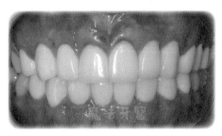

治療：水雷射牙冠增長術，拆除舊牙冠，晶透全瓷冠改善微笑曲線。

還能吃東西就好，
缺幾顆牙又沒差？

影片：缺牙一定要植牙嗎？可以戴活動假牙嗎？

　　人體的各個器官會互相影響，口腔中的牙齒問題，可能會影響到脊椎、頭部、頸部跟身體的平衡。故牙齒的咬合，和臉部與頭顱息息相關，缺牙的人很容易讓身體失衡卻不自知。牙齒健康者，擁有良好的咬合，身體器官運作會比缺牙者正常。

　　因為有缺牙，就會有前後鄰牙「飄移」的現象，飄移之後容易產生咬合傷害，咬合傷害一旦發生就容易產生牙周病，接著可能就會面臨蛀牙、嚴重牙周病等更多問題。故往往在掉牙之後，面臨的不是單一顆缺牙，而是「區域性缺牙」。區域性缺牙如果發生在後牙區，那在一邊有牙、一邊沒牙的情況下，就會導致大小臉。不只影響臉部的美觀，更會妨害健康。

　　這也會慢慢影響顳顎關節，導致左右不平衡，或是有一邊容易磨損，引起關節的不適，伴隨疼痛感，所以千萬不能因為只有缺一、兩顆牙就不管它。一旦身體產生不適感，想要回到當初健康、舒適的狀態，就相當不容易了，因為在軟組織消失後，如韌帶受損，或者是關節盤移位等，就像是膝蓋緩衝的軟墊組織消失之後，便再也回不來。若沒有缺牙、咬合良好，給腦部的訊息很正向，交感及副交感神經也會比較平衡，荷爾蒙分泌正常，器官運作也會比較正常。

　　在歐洲、日本、香港的臨床研究中也發現，缺牙是失智症

的危險因子，牙周病的問題更與心血管疾病、肺炎、糖尿病有著密不可分的關聯。可見小小的口腔狀況，會牽動著全身的健康。因此，除了養成良好的潔牙習慣、定期檢查外，也要提醒大家，別忽略了口周肌肉等全方位的檢測。如果你已經有缺牙、咬合不良、牙周病，就應該透過現代牙醫學新方法，做全方位的整合治療，重建牙齒，建立骨骼、口周肌肉、整體姿勢的正確習慣。

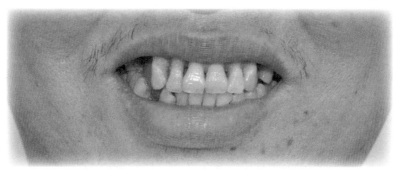

▲缺牙的患者。

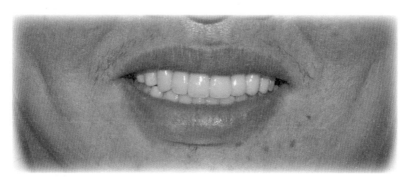

▲重建治療後。

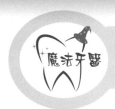

眞實案例

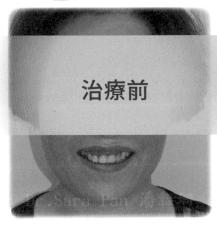 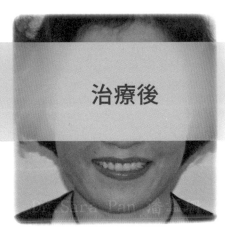

治療前　治療後

主訴：牙周病、四環黴素牙嚴重、刷牙流血、笑露牙齦不美觀、蛀牙嚴重。

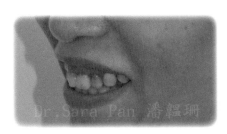 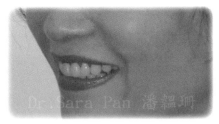

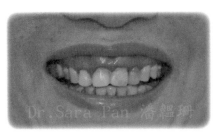 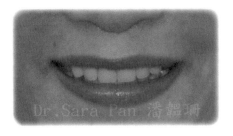

治療：水雷射牙周病滅菌治療 + 牙冠增長術 + 晶透全瓷牙冠恢復咬合及
　　　微笑曲線。

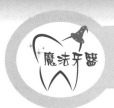 **眞實案例**

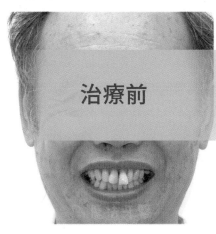
治療前

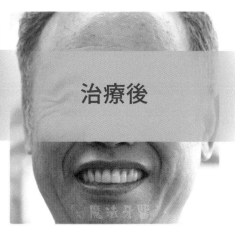
治療後

主訴：嚴重牙周病，牙齒搖晃，門牙往外飄移，三角縫明顯，後牙區缺牙及囊腫嚴重。

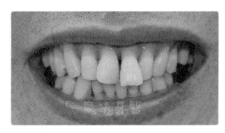

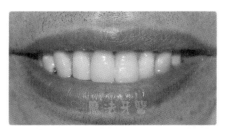

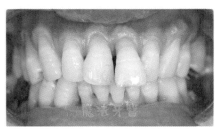

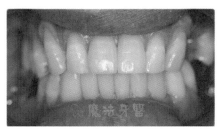

治療：水雷射牙周病滅菌治療＋水雷射微創植牙＋全瓷冠重建恢復咬合與外觀。

影片：這些牙不拔，會讓身體變成墳場！

我好好的牙齒，被牙醫師拔掉了，真冤枉？

牙醫師拔掉的，真的是「好好的」牙齒嗎？

「我的牙齒明明看起來還好好的！為什麼會被牙醫師拔掉呢？」這是很多牙周病患者會有的迷思。

臨床上，有很多「後牙」缺牙的患者，來我的門診進行重建前，都會敘述一下過往的病史、看牙的經驗，除了表示害怕看牙的疼痛感、鑽牙齒的聲音之外，最常聽到的不外乎就是患者向我訴苦：「以前的牙醫師把我『好好的』牙齒拔掉了！」

真的是「好好的牙齒」嗎？到底怎麼樣才算是「好好的牙齒」呢？一般人，以肉眼觀察，只要外觀完好無缺，就覺得這是一顆「好好的牙齒」，但是以牙科醫師的角度來看，「好好的牙齒」的定義並不能從外表下定論。

一般人看起來是外觀完整，以為是「好好的」牙齒，實際上，在肉眼所看不到的牙齒內部，已有大蛀牙或是根部周圍發生嚴重牙周病，都可能是我們失去它的原因。因此，「外型完好」的牙齒，不一定就是好好的，也不代表是健康的、可用的。

牙周病發展的過程中，牙齒並不會爛掉、缺損或變黑。初期和中期的牙周病，往往是沒有知覺的，甚至很多患者到了後期，都覺得牙齒只是很容易晃動，但是卻完全不會有疼痛的感覺。牙齒之所以會晃動，是因為細菌已經侵入了牙齒周

圍的組織，使之慢性發炎，越來越嚴重，最後導致周圍的組織壞死、發膿、長瘤。而患者延誤就醫，可能因為免疫力下降，產生急性發炎感到疼痛或腫痛了才來求診，此時治療方式往往只有拔牙，牙齒被拔出時，會發出「惡臭」，我們的身體早已成為墳場。

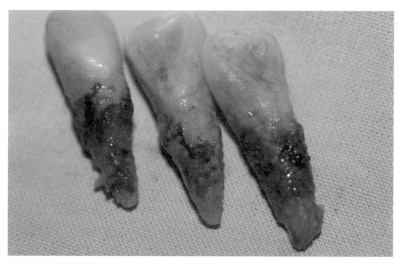

▲牙冠表面看起來好好的，並不代表這顆牙齒很健康

　　患者所認為的「好好的」牙齒，底下卻是壞死、發膿、長瘤的組織。這是專業牙科醫師認為要拔除的原因。由於已經失去良好的血液供應，如果不盡快拔除，讓身體繼續藏著這些腐敗的組織，這樣我們的身體與「墳場」有何異？腐敗的組織，在體內會被視為外來異物，會引起非常多的免疫細胞來與之對抗，在這樣的狀況下，我們的身體如同天天都在打仗，沒有一刻能休息，人怎麼會健康呢？

　　因此，若牙齒周圍的組織發炎，或甚至已經腐敗，我們就

應該盡快將這些被身體視為外來異物的組織從體內移除，並進行重建。否則，放任腐敗的牙根，如同一個長滿瘤的器官，這樣怎麼還能算是一個健康的、好好的器官呢？

從圖片中，我們可以很明顯地觀察到，醫師所拔出來的牙齒，可以說是「金玉其外，敗絮其中」。雖然外表看起來完整，但是絕對已經不堪使用了，甚至會讓身體持續發生嚴重的發炎反應，導致感染等不可收拾的嚴重後果。

大家可能有所不知，一年當中，全世界有上千人，因為牙齒的感染而致命，而其中的感染就是如圖中 X 光片圈起來的位置，而黑影的部分就是另外一張圖中的息肉。它們的存在，有如在身體堆積垃圾，裡面充滿了發炎組織，如果在某一天當你的免疫力下降時，便有可能轉成急性發炎，穿過身體的其他屏障，到達腦部，甚至產生致命危險！

因此，牙醫師建議你要拔掉的牙齒，不太可能是「好好的」牙齒！這些有問題的牙齒，若繼續存留在口腔中，是會感染其他牙齒的，就好像一支軍隊，若其中一個人罹患了傳染病，我們應該盡速將這個人隔離，以防傳染病擴散、蔓延至整個軍隊。此外，更要派新進人員，補足空缺，使全體得以發揮應有的功能，並對彼此產生正面的影響。所以為什麼牙周病治療後，一定要進行全口重建，也就是這個原因。

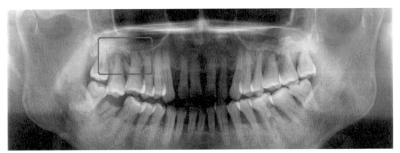

▲醫師從 X 光片上可以清楚的看見，外觀「好好的」牙齒，裡面早已發膿、長瘤。

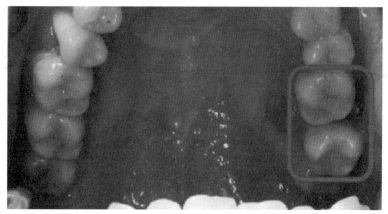

▲這是一般患者以為「好好的」牙齒。

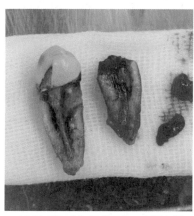

▲表面上看起來好好的牙齒，實際上根部卻有膿包、囊腫，甚至是息肉，早已不堪使用。

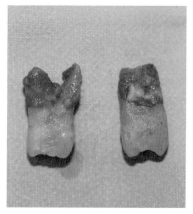

▲這兩顆拔除的牙齒，也就是前面一般患者以為「好好的」牙齒，我們可以觀察到牙根布滿了黃白色的膿、紅色的發炎甚至是壞死的組織，如果把它們繼續留在身體裡，可說是百害而無一利。

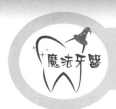

眞實案例

治療前	治療後

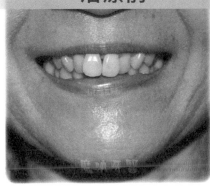 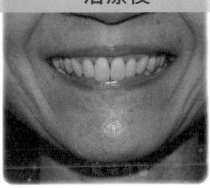

主訴：牙齒搖晃、排列不整，想要變整齊。

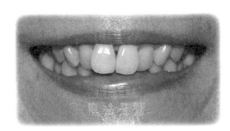 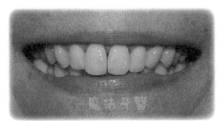

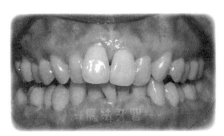 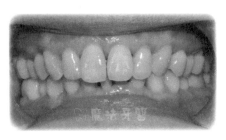

治療：水雷射牙周病滅菌治療 + 牙冠增長術 + 隱形矯正。

刷牙流血是受傷嗎？洗牙流血是牙醫師的技術不好嗎？

影片：刷牙流血竟是這原因！

在門診中，不少患者對我這麼說，我之前的牙醫，每次幫我洗完牙都會流血，而且很痛、很不舒服。他技術真的不是很好，但為什麼你洗牙都不會痛，還是會流血呢？

大家看完前面的文章，相信心中也都有答案了，讓你刷牙、洗牙「流血」的，是牙齦的「發炎」現象，如果刷牙或洗牙會有牙齦流血的狀況，就代表有慢性牙齦炎，千萬不能輕忽，而且這種牙齦流血，大部分情況都不會疼痛，所以真的相當容易忽略。

但是，一般人看到流血，都容易會誤以為牙齦受傷了，如果是平常一般皮膚所產生的傷口，我們都會避免再度去摩擦受傷、破皮、流血的區域。所以當牙齦發炎、流血時，大家自然也都不太會再去碰觸它了。如果按照此方式，置之不理，牙齦炎不但不會改善，只會越來越嚴重！

大家以為牙齦已經流血，就不要再去刷它、碰它，其實，這是有問題的！當我們越不去刷牙齦流血的位置，就越不容易把牙周囊袋周圍的牙菌斑去除乾淨，便會產生惡性循環，最後導致牙周病的發生。

我在臨床上經常觀察到大家對牙齦流血都有錯誤認知，以及錯誤的處理方式。請一定要記得：「牙齦越是流血，越要把該顆、該區域的牙齒和牙齦溝都清潔乾淨。」必須要更認真刷到流血的位置，三至五天後牙齦炎便會有改善，如此才

有可能不再流血。不過，前提是刷到牙齦時不會感到疼痛，如果刷到牙齦時是會疼痛的，代表是「口瘡」，而非「牙齦炎」。口瘡也就是我們俗稱的「牙齦破皮」，多數是免疫力下降引起的，如果確定是「牙齦破皮」，那麼就不要繼續刷到破皮的地方。可以先將手指洗乾淨，並用潔牙泡泡輕輕的接觸清潔，等到不疼痛的時候，再認真把牙齦刷乾淨。

只要沒有將牙齒刷乾淨，牙菌斑依然持續殘留、堆積，牙齦炎自然不會消失，下一個階段，當然就會形成牙周病了！

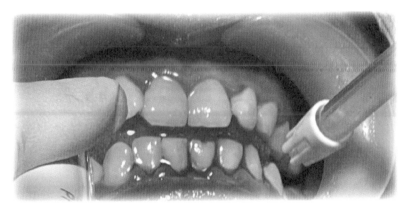

▲洗牙流血並不是牙醫師技術太差，而是牙齦原本就不健康、發炎了。

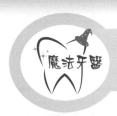

眞實案例

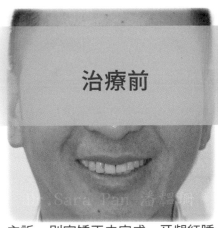
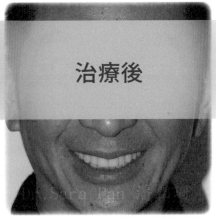

治療前　　　　治療後

主訴：別家矯正未完成，牙齦紅腫，牙齒不對稱，微笑曲線歪斜及多顆
　　　蛀牙。

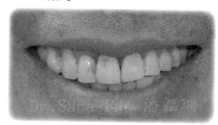
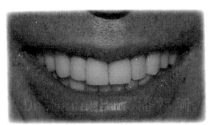

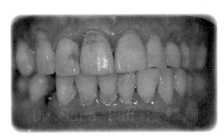
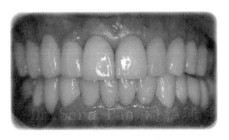

治療：微調矯正治療後進行水雷射牙周病滅菌治療＋晶透全瓷牙冠及貼
　　　片（全瓷牙冠約七至十四天），缺牙區以植牙重建（植牙時間約等
　　　待三至四個月）。

銀髮族有牙周病，
也可以矯正牙齒嗎？

影片：鋼牙戴好久，什麼時候可以拆呢？

　　一般大家都認為有牙周病的人就不能做矯正，否則牙周病會惡化，或者牙周病即是矯正可能發生的其中一項後遺症。的確，在患者長期沒有辦法清潔好的情況下，牙周病的致病菌，的確容易讓患者的牙周組織發炎，逐漸引發成慢性牙周病，而矯正患者牙根本來就必須要移動，如果該患者有牙周病，牙根移動的速度過快，就很可能「走山」，讓牙根發炎加劇。

　　所以大家對於牙周病和矯正，自然就會有這樣的聯想，此外，如果你本身已經有牙周病，矯正會讓牙周病惡化就可想而知了。但是有沒有機會，牙周病治療完之後，牙周狀況恢復而穩定呢？當然可以。由於儀器設備的進步，人工智慧以及數位科技日新月異，隱形矯正的程式，可以控制每顆牙齒的移動量，讓牙醫師非常放心。這些經計算的移動量讓牙齒穩定的移動，就不會讓牙周組織惡化。

　　這位進行矯正的是 60 多歲的牙周病患者，因為牙齒產生搖晃而來治療。在此之前，她的先生因為缺牙，還有前牙假牙不美觀，來找我治療，先生在改善牙齒問題後，大家都覺得變成大帥哥了！所以太太自然也希望，能擁有一口健康漂亮的牙齒。除了牙周病以外，她的牙齒也很凌亂，如果要做矯正，必須像其他案例要進行多顆牙髓的根管治療，就是俗稱的「抽神經」。所以我提供了另外一個治療方案，就是做「隱

形矯正」來改善整齊度。因為可以透過電腦精準控制每一步牙齒的移動量,將移動量設定為一般沒有牙周病患者的一半,所以非常的安全。

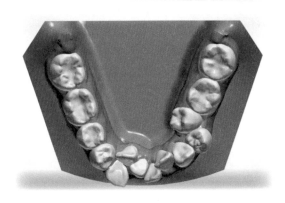

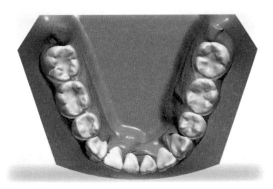

▲透過隱形矯正的模擬技術,可以預先設計安全的移動量。

　　但並不是每一位患者都適用,至少必須在專業的牙醫師判斷牙齒已穩定後,才可透過隱形矯正,由電腦一步一步設計安全的移動量,便可讓牙周病患者進行矯正治療把牙齒排整齊。

　　而且移動速度一點都不比其他患者慢呢!因牙齒的移動量不大且持續,牙齒反而會順利移動。而相反的,矯正時如果

移動速度過快，可能會使齒槽骨有壞死的風險，結果後期牙齒反而動不了。所以我們在治療的時候，有一句話說：「快即是慢，輕即是重。」這有點奧妙，但是用在臨床上，有經驗的牙醫師對這句話，是深有所感並贊同的，所以答案呼之欲出。不是牙周病不能做矯正，而是要先把牙周病的問題解決，積極進行水雷射滅菌治療。這位患者的案例也是先進行水雷射的牙周治療，做完水雷射微創牙周病的治療之後，才進行前牙區的隱形矯正。多數牙周病患者，都可以擁有一口整齊、易清潔的好牙。如果還想要進一步把牙齒的「三角縫」、「顏色」、「形態」、「微笑曲線」、「裂痕」、「磨損」，或是其他問題改善，則可以進一步進行「全瓷牙冠」的治療，就可以擁有一口亮麗、凍齡的牙齒！

▲患者的感謝信。

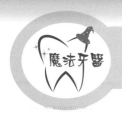

魔法牙醫 眞實案例

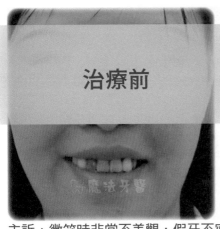

治療前

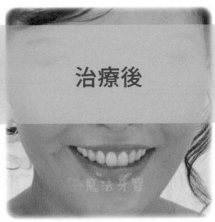

治療後

主訴：微笑時非常不美觀，假牙不密合及蛀牙嚴重。

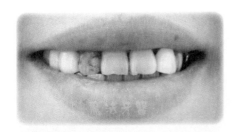

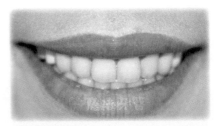

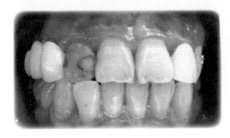

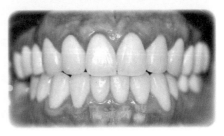

治療：使用水雷射進行牙齦整形，接着根管治療及晶透全瓷牙冠處理，
治療時間約一個半月。

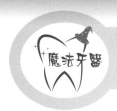

眞實案例

魔法牙醫

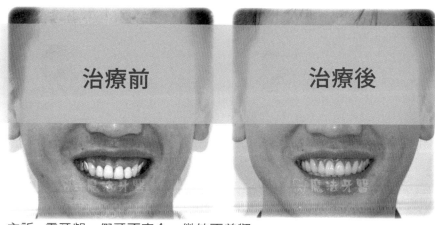

治療前　　　　治療後

主訴：露牙齦，假牙不密合，微笑不美觀。

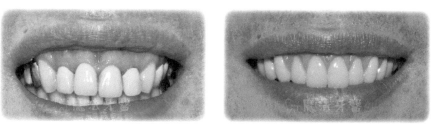

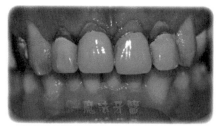
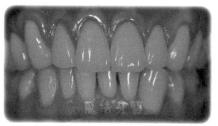

治療：水雷射牙齦整形加上晶透全瓷牙冠，治療時間大約一個半月（牙
　　　齦整形等待一個月至一個半月，接着可進行晶透全瓷牙冠（兩週）。

7

Chapter

不可不知的
牙科冷知識

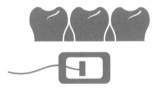

反覆感冒，竟是「牙刷」惹的禍！

影片：爸媽必看！專家傳授：適合成人與兒童的「正確刷牙法」。

感冒才剛好又中鏢？大多數人總是把原因，推究自身的免疫力太差，然而你是否想過，兇手可能是「牙刷」！

流感肆虐時，許多人已經跟感染的家人保持距離，也不共用餐具，甚至在家中都戴口罩了，卻還是被傳染。此時，很有可能是因為牙刷的清潔與擺放的位置錯誤所造成。

大部分的人牙刷一用，就是一年半載，對於牙刷的清潔、放置方式也不正確，每當病毒流行的高峰期，牙刷可能會成為導致自己反覆感染，或是家人間互相傳染的媒介。

感冒大多是由飛沫傳染，再經由眼、口、鼻進入人體，病毒潛伏期約 2 至 5 天，通常出現症狀時，表示已經具有傳染力。濕度高、溫度低，流感病毒就越活躍。溫度跟濕度同時影響病毒的存活時間，例如：感冒病毒比較怕熱，56 度以上的熱水就可以降低其活性，越冷的環境，感冒病毒越活躍。因此冬天就是流感的好發季節，而相對濕度比較高時，感冒病毒就會存活較久。例如：浴室潮濕的環境通常是病毒的最愛，因此牙刷的清潔保存相當重要。

「牙膏」不要共用，感冒時或身體痊癒後應更換新牙刷，請家人不要觸碰到自己的牙刷，以免被自己牙刷上的病毒再度感染。牙刷只要三週未更換，上面的細菌量可能比馬桶高出 80 倍。此外，每個人每天使用牙刷次數約為 1 至 3 次，當罹患感冒或流感，牙刷上的病毒量更是驚人。此時牙刷病毒

上的傳染力相當高，當碰到其他同住者的牙刷，或是共用牙膏，病毒傳染給其他人的機率就會提高。

其實一般人很難知道，自己的感冒病毒何時才沒有傳染力？而無法精準掌握換牙刷的時間。因此，在每一次使用牙刷前後的清潔，才是最重要的。雖然熱水可讓病毒活性降低，但牙刷的刷毛非常的緻密，光用熱水無法達到殺菌的效果。大家可藉由在有陽光的紫外線下曝曬至少一個小時，或置放通風處，也可以利用音波洗牙刷杯，將牙刷刷毛中頑固的細菌震落，或加入消毒液，效果更好。

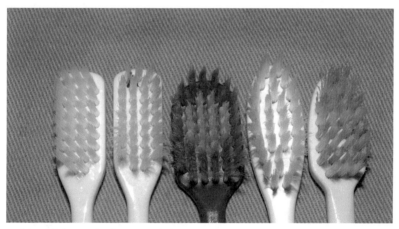

▲牙刷是非常容易藏污納垢、堆積細菌的地方。

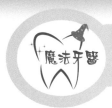

眞實案例

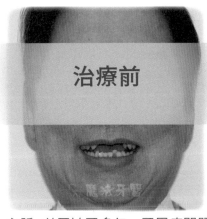
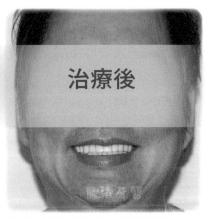

治療前　　　　　治療後

主訴：前牙缺牙多年、牙周病問題，牙齒排列不整齊，說話噴口水，
　　　不想戴活動假牙。

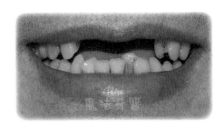
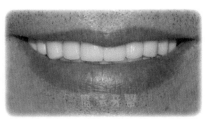

治療：水雷射牙周病滅菌治療＋植牙＋晶透全瓷牙冠治療調整及重建
　　　咬合。

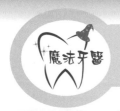

眞實案例

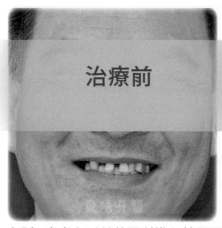 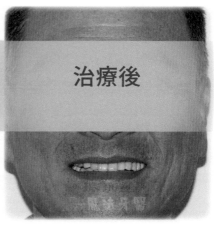

治療前　　　　　　　治療後

主訴：患者在以前的牙科進行植牙不滿意，之後又嚴重蛀牙、缺牙、牙齒漂移，還有殘根，無法正常咀嚼食物、噴口水等。

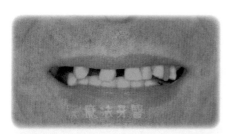 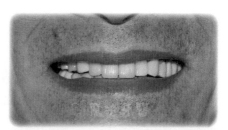

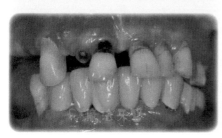 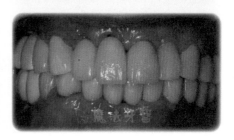

治療：水雷射牙周雷射滅菌治療＋植牙治療＋晶透全瓷牙冠重建咬合及缺牙區（療程約一個半月，植牙三至四個月）。

這些「牙病」都「不痛」，痛的是……

影片：真苦惱，為何定期檢查還是有蛀牙？

　　大家往往都以為「牙痛」是不好的事情，只要牙痛都會第一時間找牙醫，希望能夠接受治療，或者是先止痛。此時大家才會聯想到牙齒有問題，但是，其實當牙齒開始出現問題，或已經開始生病的初期，往往都不太會痛。

　　這種不痛的情況，甚至可以維持數年至十多年，所以才會讓大家錯過了治療的黃金時間，而牙周病、蛀牙這些大家聞之色變的牙科疾病，本質上多數都是慢性症狀，所以不會痛。

　　那麼究竟為何會有牙痛呢？就是這些慢性的症狀，突然轉變成急性的發炎，引起我們身體大量的免疫軍團過來了，通常是我們免疫力下降時就會急性發作。急性發作的時候，大家都會不禁想起一句話：「牙痛不是病，痛起來要人命！」這種情況就是典型的急性發炎。「要人命」，形容的是「痛的要命」，並不是真的有生命危險。

　　但是，其實牙病真的是有可能引發生命危險的，當感染轉變成蜂窩性組織炎或菌血症，從牙齒周圍的組織、齒槽骨裡的微血管進入人體，就有可能引發心肌炎、心內膜炎、心瓣膜炎、腦炎，肺炎等其他器官的急性發炎症狀，就可能產生致命的危險。所以牙病的確很可怕，但就是因為它平時不痛，才更可怕！

　　牙病很像癌症的發生，當你痛起來的時候，往往這顆牙就快要保不住了！而此感染，也可能會透過我們的血液，流進

我們身體各處，產生致命危險。因此，大家一定要懂得如何預防，並且在有問題時就要積極治療，最好能在「不痛」的牙病初期即進行治療，避免微小的病灶演變成「痛的要命」的狀況。

我覺得我這一生牙齒沒救了，絕望了。因為遺傳及體質因素，咬合不正、深咬及齲齒，又因為小時候生病吃了四環黴素而導致全齒黃牙。自小到大，從台中、台北到桃園，飽受治牙之苦，上排牙橋已更換3次，直到因緣際會，來到魔法牙醫，原只是想洗個牙就好了，但經過潘院長專業的醫療計劃，回想到歷年來的失敗經驗－不好看，有很深的陰影在，在這次放心從植牙、牙齦整修、改變骨頭記憶、矯正、3D齒雕、裝牙冠、貼片，19個月來照常上班，到後來親友都說變漂亮了，當明星嗎？我也對笑容有自信。所有人都佩服我，說做牙齒一定很痛，但我要平反的是，潘院長無痛麻醉非常厲害，動作俐落，她幾乎是在讓你不知不覺中完成治療的。在裝牙過程中，幫患者我做到最好、零缺點，到完美無瑕，比真牙用更久哦！不愧是美齒藝術家，更是神醫，感謝潘院長、童醫師等全體魔法團隊。50歲了，現在的我好似老鷹重生，人生另一個里程開始，打從心底深處，我太滿意了。

林敏瑜 104. 1. 5.

▲患者的感謝信。

要命的「牙間刷」

影片：牙刷多久要換一次？牙間刷又是多久換一次？你答對了嗎？

何為牙間刷？就是牙齒與牙齒之間如果有三角縫，可用來清潔三角縫的小牙刷。市面上有各種尺寸，可供不同大小的三角縫清潔。

曾有一位患者，經歷牙周病反覆發作的痛苦，就是因為不正確地使用牙間刷！他有嚴重的牙周病，在初期都非常配合治療，遵照醫囑定期回診，因此讓牙周病得到良好的控制。

但後來，因為自己感覺牙齒已沒什麼症狀，便沒有定期回診，於是，和當初得牙周病時一樣，已經拖到牙齦腫脹不適時，才又終於來看牙了。我印象非常深刻，這位患者的下顎牙齒總是會紅腫、流血，因此我建議他再次進行水雷射的牙周病支持性治療，他二話不說，依然相當配合，但這一次，牙周發炎的狀況並沒有如往常一樣明顯改善，讓我非常的納悶。

因為幾乎所有的患者，無論原先有多麼嚴重的牙周病，只要定期回診接受水雷射的深層滅菌治療，狀況皆會改善。由於水雷射具有滅菌的功能，能有效將發炎組織及細菌清除，也會促進組織再生，一般治療後很快就會改善，但這一位患者，這一次牙周病復發後，陸續回診進行了三次水雷射滅菌，都未見起色。因此，我花了很長的時間詢問他，在家裡的口腔清潔方式、生活習慣、飲食等等細節。

結果讓我恍然大悟，原來兇手就是他的「牙間刷」！我請

他把牙間刷帶到診所來給我看看。一看真是不得了！上面的刷毛是禿的，代表他已經使用很多次，還卡了一絲青色的菜渣、白色食物團，而且殘留了一些牙菌斑，代表他平時只有用水沖一沖而已，並沒有徹底清洗乾淨。還有一個更要命的動作，就是牙間刷上面，附有一個廠商設計的小蓋子，蓋上後整個牙間刷的刷頭濕氣很重、難以風乾，如此一來便成為適合細菌生長的環境，所以這支「牙間刷」上面的細菌量極其恐怖，試想，如果每天就這樣戳進去還沒癒合的牙肉傷口中，你說牙周病怎麼可能會好起來呢？

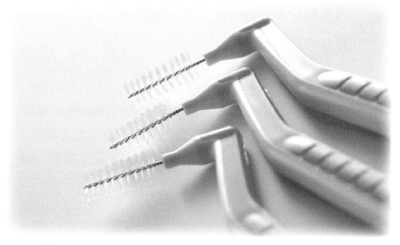

▲牙間刷。

不要小看塞牙縫！

影片：為何植牙後的牙冠有個洞？快速維修的小秘密！

　　為什麼總是有很多人不斷的花錢在看牙？為何治療牙齒的錢，遠遠超出原來的預算？

　　其實不少人都缺乏正確的觀念，平常不重視牙齒保健，不定期檢查牙齒，總是等到牙齒疼了、搖晃了、快要蛀光了，拖到不能再拖，才來牙科看診。一旦錯過了牙齒的黃金治療期，治療費用往往會與病情嚴重程度呈正比，甚至會暴增到超出預算許多。

　　曾有一位 20 多歲的年輕患者，他上、下、左、右的每一顆大臼齒，都補了厚厚的、約使用 8 到 10 年的樹脂，其中一顆牙齒已經崩裂了一塊，非常疼痛才來求診。經過詳細檢查之後，我發現患者的疼痛來自「塞牙縫」，而不是因為牙齒崩了。

　　「塞牙縫」是怎麼發生的呢？就是他的上顎右邊第一顆、第二顆大臼齒中間，以前塞了一塊小小的肉屑或菜渣，沒有積極的用牙線清出來，後來隨著每日進食，食物殘渣就越塞越多，久而久之產生的力量，把牙齒往後推出一個小縫來。因為我們牙根是瘦的，牙冠是胖的，中間有一個「倒凹」，這個位置就可以藏更多的東西。

　　從這位患者的 X 光片中，可以明顯看見牙齒有個縫，在他坐下來、張開嘴巴之前，我光聽他的敘述，基本上就可以得知，這是因為塞牙縫所引起的疼痛。他說用牙線會卡住、下不去，是因為他有一小塊補綴物崩掉，卡在牙縫中。我以一

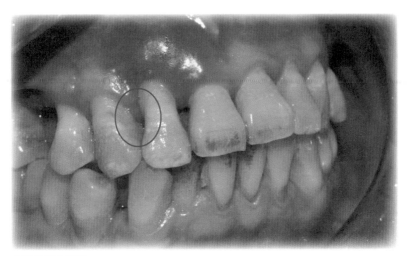

▲牙齒的三角縫。

根探針，把硬塊挑出來，裡面有非常多肉屑，而且還流血得很嚴重。

豐富的血流，就是發炎的症狀，微血管會增生，血液一度湧出來，正常的牙齒不可能會有這種現象，這就是塞牙縫很長一段時間的後果，牙齦發炎、腫脹，咬下去會痛。

患有牙周病、曾經做過牙齒矯正，或是蛀牙比較明顯的患者，都很容易有塞牙縫的困擾，這類患者在塞牙縫的區域，一定要堅持一件事，就是吃完東西後，要馬上使用牙線，不可以拖延，否則食物殘渣一定會越塞越多，一旦惡化就會使該區域形成「年輕型牙周病」，骨頭慢慢地被破壞，而且會使塞牙縫的問題越來越嚴重，當肉屑塞至齒槽骨，就再也沒辦法用牙線清出來了。

想要改善塞牙縫的困擾，就要積極把蛀牙的地方移除，做一個很緊很緊的牙冠。如果假牙做得太剛好，未來就會非常容易塞牙縫，所以很多患者說：「我以前裝的假牙，都沒有

這種很緊、不舒服的感覺,為什麼潘醫師你幫我裝這個假牙那麼緊,那麼不舒服?」我都會回答:「請你相信我,牙冠做緊一點,對你絕對有好處、沒壞處,因為裝牙冠這種緊緊的感覺,只會不舒服兩天左右,習慣了新牙冠以後,未來你吃東西就不容易塞牙縫,可以避免食物塞進牙縫,在牙縫中產生牙周破壞,導致區域性的牙周病。」

我解釋完之後,他們都會欣然接受,如果假牙不夠緊,可能2到3年後就會再塞牙縫了。這種情況真的很常見,這位年輕患者其實早早就該積極治療,但他都是牙痛才來看診,我詳細向他說明後面大範圍的蛀牙該怎麼治療,例如:過於擁擠的牙齒、以前抽過神經的牙齒,該怎麼正確治療,希望讓他可以躲過斷牙、掉牙、牙周病的命運。

如果這一位患者,在這段期間牙齒沒什麼疼痛,導致沒有及時前來牙科看診,那他未來就很有可能發生比「塞牙縫」更為嚴重的問題,也許是整顆牙齒斷掉,或是因為嚴重牙周病,掉了一些牙齒之後,才開始意識到,原來牙齒要積極治療,不能等到牙痛了,才開始找牙醫師。越早發現、越早治療,一定會讓大家省下很多治療牙齒的冤枉錢。而且要有預防性的檢查、有計劃性的治療,在不疼痛時就趕快積極處理,這樣才是最最最省錢的不二法門!

休息的時候，牙齒要咬緊還是放開呢？

影片：「拔牙」是好的嗎？牙齒保健偏方大解密！

　　我有一位定居於美國的心理學博士朋友，因為疫情爆發，所以很久沒回臺灣了。這次回臺除了與我相聚，也請我幫她檢查一下牙齒，她提到過去曾在美國做「隱形矯正」失敗的情況，希望我可以幫她再次進行矯正。我從她的敘述中發現，除了口顎功能異常的問題，還有更重要的是，我想讓她知道什麼是「口腔、牙齒正確的休息狀態」。

　　很多人都以為口腔在休息的時候，上下排牙齒要扣住、要咬緊，或者自己不自覺就會這麼做。久而久之，牙根也會因此承受過多的力量，原本「深咬」的患者會變得更「深咬」，而「咬合力大」的患者，後牙區域則可能因為這樣形成「咬合傷害」。

　　除了上述的兩種，還有一種是牙周病患者，他們可能也是因為過度咬緊牙關，而導致牙齒移位或咬合傷害。其實，正確的牙齒休息狀態，上下牙齒應有 1 至 2mm 的「Clearance」，意思是有 1 至 2mm 的「縫隙」是碰不到的。

　　當我了解全口重建的觀念之後，就非常注意「咬合休息的狀態」。在吞口水和吃飯以外的時間，很少用力咬緊牙關，或把牙齒扣住，所以，我的牙齒就比較不會「變形」及「受傷」。對了！但是偶爾生氣的時候，小咬一下還是可以的，不用過度擔心。

影片：一定要知道，口腔內的牙菌斑長這樣！

牙菌斑與牙結石的差異，知多少？

牙菌斑＝食物殘渣的堆積＋細菌

牙結石＝（堆積的牙菌斑＋細菌）× 口水的礦化物

細菌是看不到的！而「牙菌斑」則是肉眼可見的。但真正可怕的是牙菌斑「內部的細菌」，牙菌斑猶如細菌的宮殿，而造成牙周病的主因，是宮殿內的「細菌」。

當黏在我們牙齒、牙根上的「牙菌斑」約 1 至 2 週沒有被刷乾淨、清除，經過富含礦物質的口水礦化後，會讓這些牙菌斑變硬，漸漸鈣化成「牙結石」。一旦形成牙結石，單靠刷牙是很難去除的，需要讓醫師以超音波洗牙來去除，早期甚至要動手術，而現在則可以利用水雷射滅菌處理。

「牙結石」可視作細菌的大皇宮，裡面有很多小宮殿，就是先前所說的牙菌斑。有了這些大皇宮、小宮殿，細菌就很容易生長，細菌量高則會導致牙齦紅腫、發炎、流血，接著就是齒槽骨被破壞，形成牙周病，嚴重甚至引起掉牙。

大家可以掃描文章開頭的 QRcode，就可以看到，牙菌斑裡面住著如此的大量的細菌。其實，每天存活在我們口中的細菌有「多少兆」，會因為個人刷牙習慣、時間、頻率等等，而有差異。刷得比較不正確的人，當然就比較容易會罹患牙周病。牙周病是「一開始」不會疼痛的疾病，不重視它的話，最後可能是會失去牙齒、欲哭無淚的！所以在每一天、每一頓飯後，把牙菌斑刷乾淨，是最簡單、最基本，卻也是最重要的呢！

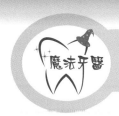

真實案例

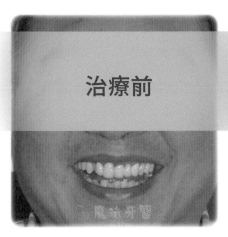

治療前

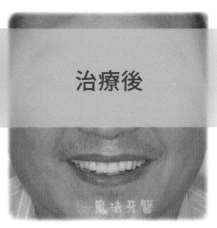

治療後

主訴：牙齦流血，牙周病，假牙高低不一，不密合，有異味。

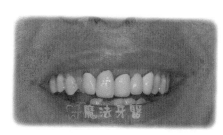

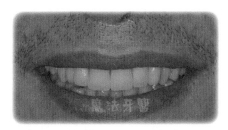

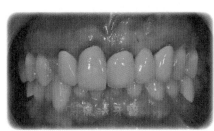

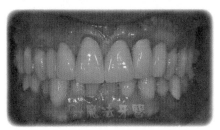

治療：水雷射牙齦增長術，拆除不密合舊假牙冠，換上晶透全瓷牙冠，
　　　恢復咬合及美觀，讓清潔更容易。

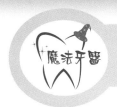

魔法牙醫 眞實案例

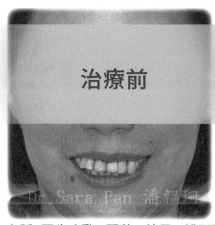
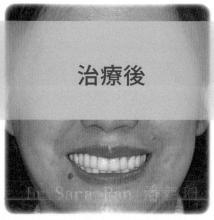

治療前　　　　　　　治療後

主訴：牙齒凌亂、飄移、搖晃、排列不整齊，牙周病嚴重，後牙缺牙嚴重，
　　　牙冠不密合、有蛀牙、三角縫明顯。

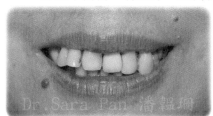
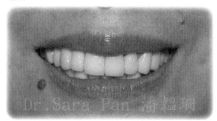

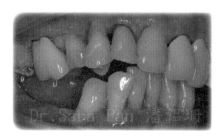
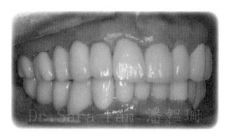

治療：水雷射牙周病滅菌 + 全瓷冠治療 + 微創植牙。

治療費用有高有低？怎麼選？

影片：看很多間牙醫，為什麼有的說可以植牙、有的說沒辦法？

　　為什麼有的牙科診所收費比較便宜，有的收費比較昂貴呢？現在有很多讓牙周病不復發，精準治療、不疼痛的新武器。在門診中，我也引進了不少最新的設備，例如：水雷射、導航儀、數位口腔掃描系統、低輻射量四合一 X 光機，以及電動麻槍等等。

　　很多人都會比價，這是人之常情，無可厚非。但是，醫療其實常常是「一分錢、一分貨」，因為除了租金、人事等經營成本以外，選用的儀器設備、牙科系統、牙科材料，感染控制的嚴格程度，以及配合的技工所的等級，這些和治療費都是有關係的。

　　很多傳統的診所，他們會使用傳統的印模材料進行牙齒的製作，光是使用傳統印模材料，做出一顆牙冠，這個過程可能就分很多個等級了。印模材料從最便宜的洋菜成分的，或者是矽膠類，到電動機器的微電腦矽膠類，接著再進階則是選擇使用掃描系統，而掃描系統也有分等級。還有技工所製作牙冠的車床機的等級，還有技師最後檢查牙齒是用肉眼看，還是戴上顯微放大鏡進行牙冠邊緣的修形，這些都是製作牙冠時，患者看不見，卻會影響治療結果的點點滴滴。

　　另外，在門診中，患者所躺著，以及使用的治療椅，其效能、出水系統，也是收費有高有低的原因。有沒有生物薄膜自動清潔的功能，還是僅有傳統的、基本的功能。故治療儀

的價格從十幾萬，到兩、三百萬元都有，價差非常的大。而牙醫師們使用的麻槍工具，從一支六百元，到一支要價六、七萬多元的都有，也就是高達一百倍的價差。我使用一支六、七萬元的電動麻槍十年了，從知道有此儀器發明時就開始使用，診所將營運收入投入購買新的儀器設備，希望為患者帶來更安全、快速、舒適的治療效果。

還有「感染控制」和「消毒方式」的不同，每一個月的成本可能是數萬元之差，從「消毒水」的品牌和等級、「消毒袋」是否完全完整的逐層包裝，車牙的工具是否皆有高溫高壓消毒，一人一機，並且每一位患者使用治療椅時，是否都有確實貼上保護貼，一人一套。

以上許多的細節都是成本，多數患者對這些感染控制、治療精準度的細節，其實了解得非常少，甚至根本完全不知道。許多的傳染病，都可能因為牙科診所的感染控制做得不夠完善，引起交叉感染所致，所以，為什麼在疫情期間，大家都不敢看醫生，尤其是牙科，因為張著嘴誰都怕！

其實我們心裡非常清楚，若感染控制相當完善，在疫情期間來看牙，反而是最安全的。在長達三年多的疫情間，我們從來沒有停過診，只有減少門診的量，因為患者人次減少了。但很奇妙的是，疑難雜症的患者反而是增加的，怎麼說呢？

因為他們本來就很迫切的想要趕快接受治療，在疫情期間，診所的患者人次變少，醫師的精力反而可以更集中，就是比平常可以照顧這些疑難雜症的患者的時間變多了，所以這一類的患者都是非常樂意趕快來診的，完全配合我們的時間，這是一件非常微妙的事。

如果是牙齒只有一些基礎問題的患者，我們都勸他們如果擔心疫情的話就不用特別來診，但是在這些疑難雜症的患者中，我發現有一個特別的好現象，他們的衛生習慣大多會比

平時較健康、身體較年輕的人，來得更好、更謹慎，口罩戴好戴滿，避免與他人共食，且對於牙醫師的醫囑格外重視，因此相當配合。由於我們的診間是獨立式的，所以比較不會發生在處理牙齒的時候，有飛沫噴灑到隔壁治療檯的問題。

此外，我們的空調系統，也是每間獨立的分離式冷氣，獨立抽氣，顧患者在診間裡面也相對安全。對於環境感染控制的高度意識，讓我們在整個疫情期間，沒有因為被任何一位患者感染 COVID-19 而被停診。

▲患者的感謝信。

原來大家都用錯了「沖牙機」

影片：用「含氟」牙膏刷牙和請牙醫師「塗氟」，效果是一樣的嗎？

當患者充滿信心地告訴我：「潘醫師，我除了刷牙以外，還會用沖牙機……。」我都會詢問他：「你是怎麼用的呢？」

如果今天已有牙周病，想要透過沖牙機改善牙周病的情況，本章請一定要多看幾遍，將這個方法融會貫通。

沖牙機的噴頭一定要傾斜 45 度角，像牙刷的刷毛一樣，朝著「牙齦溝」的方向，並且讓水柱要噴到牙周囊袋的內部，從底部湧上來，停留 10 秒以上，把食物、牙菌斑、發炎物質等，盡可能沖出來，類似「滅火器」的用法，而絕對不是像澆花一樣，隨便噴一噴就好。

噴頭對準牙齦溝內部，深入 1mm 的位置，停留 10 秒鐘以上，一定要默數 10 秒，你才可以移動大約 2 到 3mm 的距離，再停留 10 秒，如此牙周囊袋裡面的細菌發炎及組織，才會被沖出來。但如果你今天是對著牙齒沖，結果就是下排牙齒上面的髒東西，可能反而會因地心引力流到牙周囊袋裡，牙周囊袋裡的細菌反而變得更多。因為牙周囊袋內本來有細菌及牙菌斑，甚至是牙結石，如果我們還把牙面上的髒東西順著水從牙面流進去，那不是更髒嗎？很多牙周病患者使用沖牙機，真的都是這樣使用的，所以他們就會覺得沖牙機並沒有顯著的效果。

沖牙機最初研發的動機，應是為了身心障礙，以及中風患者，希望能幫助他們做到基本的牙齒清潔。後來發現，若沖

牙機的噴頭夠細長，對嚴重牙周病，以及已發生「植體周圍炎」的患者，也是挺有幫助的。只要用法正確，就會有所幫助，若是錯誤使用，反而會讓牙周問題不減反增。如果患者了解，並且有確實做好，回診時，都一定會看見顯著的改善。

▲患者的感謝信。

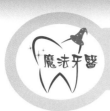

眞實案例

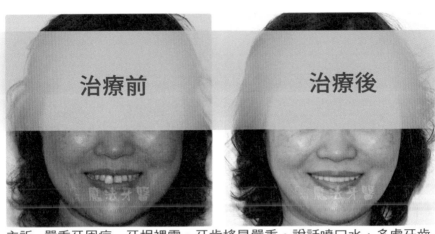

治療前　　　　　治療後

主訴：嚴重牙周病，牙根裸露，牙齒搖晃嚴重，說話噴口水，多處牙齒開縫，不美觀，牙齒高低不一。

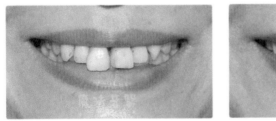
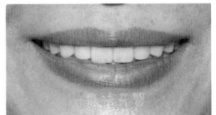

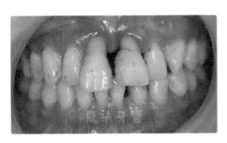
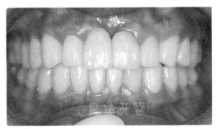

治療：水雷射牙周病治療，唇繫帶切除（無痛，幾乎不流血），晶透全瓷牙冠，改善牙齒咬合及微笑曲線，治療時間約一個半月（不拔牙）。患者因有口顎功能異常，需要繼續追蹤。

Chapter

8

讓看牙不再是折磨的嶄新科技

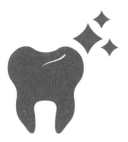

新式鉺雅鉻水雷射

在臨床中,使用雷射儀器超過 23 年的我,今年為診所添購了一台 LIGHTMED 的 Er:YAG 鉺雅鉻無光纖「水雷射」。

由於每天的門診中,都有不少牙周病患者,對「水雷射」需求尤甚。我想,既然要再買另外一台新儀器,就必須要有更好的功能、設計,讓操作更順暢。當然,診所還有其他種類,以及

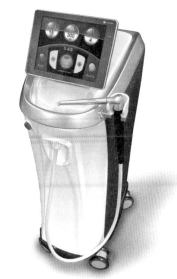

▲ LIGHTMED Er:YAG(鉺雅鉻)無光纖水雷射,是我今年添購的新機。

不同波長的雷射儀器,希望能讓患者得到良好、全面的治療。

LIGHTMED 的 Er:YAG 鉺雅鉻無光纖「水雷射」,我一定要介紹一下,這台新式水雷射與之前使用的舊機有什麼差異。除了面板的顏色很鮮明、很直覺,更貼心的是,針對常見的手術部位,提供醫師一個大數據的設定,讓醫師可以依據實際情況作微量的調整,這對於一些比較資淺的醫師,將有很大的幫助,也對患者的治療效果及安全,提升保障。

此外，它真的非常方便，不需要像一般水雷射儀器必須接氣管，而是直接插電源即可使用。當患者需要進行療程時，可以移至任何診間。

另外，診療手機的清潔更方便，直接拆卸下來，診療手機內部的反射鏡就直接固定在蓋子上。過往的設計，反射鏡大多都是分離式的，如果不小心裝反了，就會有可怕的後果，打出來的雷射無法透過反射鏡到達患者口腔的治療部位，等於患者白上了麻藥、浪費時間處理，卻沒有得到實質治療的效果，而且儀器可能會因此而損壞！

而在感染控制方面，診療手機可以直接放入高溫高壓鍋內進行消毒，打破了以往舊機大多都只能以酒精擦拭消毒的不便，因此對患者來說，無論是治療效果、安全性，都是較有保障的設計。

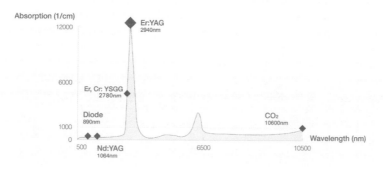

▲波長為 2940nm 的 Er:YAG 雷射，對「水」的吸收明顯優於其他波長的雷射。

未來，會不會再添購下一台水雷射儀器？我相信一定會的！雷射儀器的種類雖然不算太多，但依據醫師與患者的需求，日益進步。在許多演講、研討會中，我的確看到有許多不斷改良、創新的設計，這些新式的儀器，解決了舊機使用

上的不便，更加符合臨床上的需求，使用起來一定會更放心，也讓患者得到更好的保障。

這台新式水雷射，是以「鉺雅鉻」作為介質的水雷射，波長是 2940nm，此波長有一個非常突出的優點，那就是對「水」吸收效果特別好。

對水吸收的效果好，可以大幅減少熱傷害，因為多餘的熱源會被水帶走，當熱源減少，治療所引發的疼痛感下降，除了降低麻藥的使用，更大幅提升了治療的安全性。

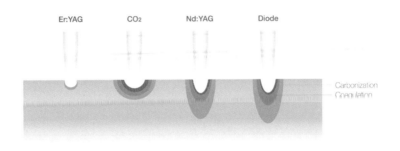

▲ Er:YAG 雷射與其他種類雷射相比，無組織碳化，且熱傷害最低，因此可以達到精準微創的優異成效。

安適準 4D 微創動態導航儀

4D 導航儀可應用於微創植牙手術，幫助醫師精準定位，大幅降低植牙的風險和手術時間。

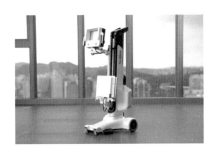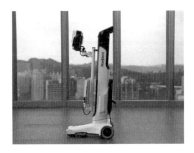

▲安適準 4D 微創動態導航儀，是我近年引進的新儀器，有了導航儀的輔助，即使是難症的植牙案例，也能擁有更加精準、安全的手術過程。

尤其是當患者原先的骨頭條件，非常不理想時，例如：齒槽骨過窄，鼻竇腔過大或過低，導致骨頭高度不足，或是植牙位置太靠近下顎神經管等等，各種不利於植牙手術的情況。過往的 3D 電腦斷層，像一張地圖，可以讓醫師知道骨頭、鼻竇腔、神經管等危險組織的相對位置。但由於醫師並沒有「透視眼」，儘管知道，實際上看不到。有了 4D 導航儀，在整個植牙過程中，醫師就如同有透視眼一般，能清楚地看到所有組織的位置，讓植牙變得非常安全可靠，讓手術更精準微創。

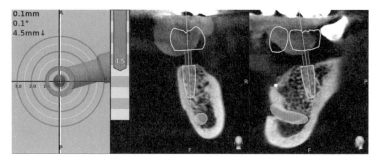

▲安適準 4D 微創動態導航儀，在植牙手術中，有如醫師的透視眼，患者的骨頭、鼻竇腔、神經管等等組織皆一目了然。

當醫師在技巧上的成熟度越高，就會加速各種難症治療的處理時間，讓患者術後傷口腫痛大幅減少，這肯定是牙醫界的重大里程碑。

在眾多儀器設備中，4D 導航儀，應該是相對昂貴的，通常要價數百萬台幣，儘管如此，能夠讓患者的手術過程更安全、舒適，也是非常值得。

透過安適準 4D 微創動態導航儀，在臨床手術中，醫師可以快速模擬病患口腔狀況、運算治療方針，並運用 AR 技術擴增實境，實時顯示病患植牙狀況，達到真正的「微創」植牙，而有效減少病患不適，並加速恢復期，提升手術成功率。

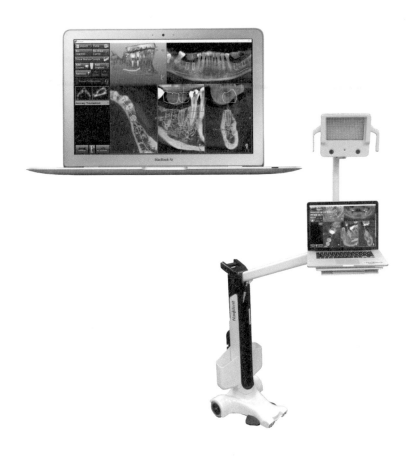

▲ 4D 微創動態導航儀，雖然一台要價不斐，但對於難症患者來說，是一項極佳的輔助工具。

Shining 3D 數位口腔掃描

　　牙科口腔掃描機，簡稱口掃機，是一種數位取模工具，由鏡頭投射光線，並透過「光感測器」來擷取影像，再經由電腦軟體精密計算角度和距離，生成一個精確的 3D 牙齒模型，協助醫師快速、精準的取模。而 Shining 3D Dental，是我購入的第二台口掃機。

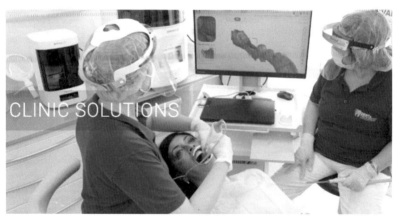

▲ Shining 3D 數位口腔掃描機，可以取代傳統牙科的手動印模，讓治療過程更為精準、快速。

　　傳統牙科的治療流程，是用 X 光片和患者解說牙齒的狀況，或是用鏡子讓患者看，但是患者不一定能理解 X 光片，而有些牙齒的位置自己難以觀察到真實的情況。此外，若要製作假牙，傳統牙科必須「印模」，印模的材料和過程，往往會

讓有些患者覺得反胃、不適，或是牙周病嚴重的患者，也不適合印模，因為印模時可能會把已經在搖晃、條件較差的牙齒一起拉下。這時候就很適合使用口掃機，方便、精準、舒適，全彩、3D 立體，可以有效提升醫病溝通，讓患者馬上了解口內狀況。

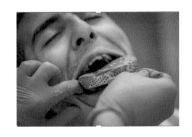

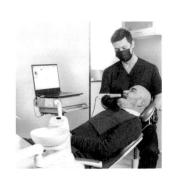

▲相較於數位口腔掃描，傳統牙科印模，患者容易覺得反胃、不適。

　　而口掃的 3D 檔案，也可以讓技師不須再等待石膏翻模的時間，直接用軟體，搭配高精密齒雕機製作假牙，比傳統印模精準許多，大幅減少誤差。此外，口掃軟體內建 AI 自動偵測，可以將雜訊消除，例如：手套、嘴唇、舌頭、臉頰、口鏡等等，有效避免干擾，提升圖像準確度，這將有助於提升後續製作全瓷牙冠的精密度。

　　口掃軟體內建咬合功能的顏色分布圖，除了可以確認咬合位置是否正確之外，製作全瓷牙冠時，也可以利用這個功能，知道咬合空間是否足夠。此外，對於植牙的患者，可以用數

位掃描桿 (Scan Body)，來準確定位植體在口內的高度及角度，再搭配設計軟體的數據庫，一次完成客製化「支台齒」（位於植體與牙冠之間的裝置）及「牙冠」，節省許多時間。

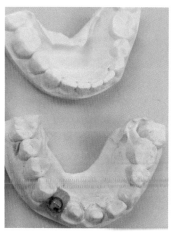

▲傳統牙科印模，都需要翻模，除了等待時間較長，操作上也較為不便。

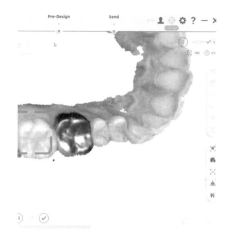

▲口腔掃描軟體呈現的畫面為彩色、3D，讓患者可以在掃描後快速、清楚了解口腔內部的牙齒狀況。

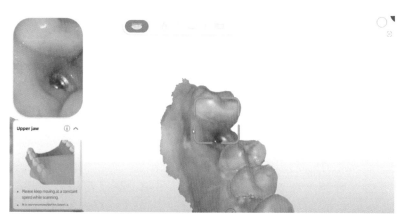

▲口腔內有植體的患者，運用數位口腔掃描系統，可以一次完成支台齒與牙冠，十分有效率。

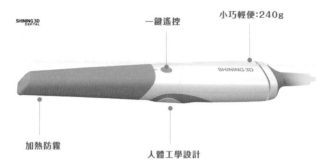

SHINING 3D
DENTAL

一鍵遙控

小巧輕便:240g

SHINING 3D

加熱防霧

人體工學設計

▲ Shining 3D Dental 口掃機,手感輕巧,更好握,鏡頭景深足夠,尤其是植體的金屬掃描,靈敏度比其他機種好,還有小尺寸口掃頭,對於假牙、植牙患者友善許多。

歐耐恩微型矯正

在前面的章節，提到「有牙周病的銀髮族，也可以做矯正」的案例，就是臺灣知名微型矯正廠商歐耐恩的作品。由於許多年長者，對於隱形矯正相當陌生，大多認為牙齒矯正必須要戴大鋼牙，很麻煩、不舒服。而隱形矯正的發明，解決了過往牙齒矯正的各種不方便、不舒適，我認為，它也是牙科一個重要里程碑。

隱形矯正讓牙齒矯正，變得很簡單。首先，患者在經過醫師評估，並了解隱形矯正的流程後，診所的醫師們就會為患者拍攝口內、口外的彩色照片，並以口掃數位檔及全口 X 光片等等資料，傳送給原廠。接著，歐耐恩便會開始製作牙齒移動的「模擬數位動畫」，讓醫師跟患者確認，牙齒的移動是否符合需求與期待。患者確認後，待廠商生產牙托，患者便可開始配戴矯正之隱形牙托，隱形矯正在治療過程中不用經常回診，非常適合外縣市或者是國外患者。

隱形矯正的技術越來越進步，也越來越普遍，目前市面上已有非常多品牌可供大家選擇，診所在選擇隱形矯正合作的廠商時，須考量其專業度與配合度，如是否有療程重啟時間、次數限制？是否由醫師主導療程？矯正過程，短至數月，長則數年，若醫師與矯正廠商無法順利合作，將衍生許多問題，最終影響到患者的治療結果。

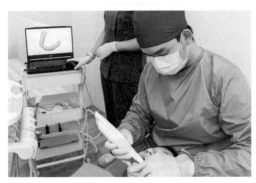

一、療程開始前:

1. 療程諮詢與醫師評估。
2. 掃描、拍照、拍 X 光片。
3. 產出牙齒數位模擬動畫。

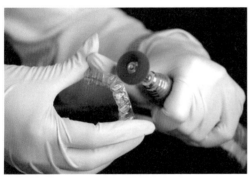

二、模擬動畫產出後:

1. 醫師確認模擬動畫的治療過程。
2. 患者確認模擬動畫的治療結果。
3. 製作與模擬動畫相應的矯正牙托。

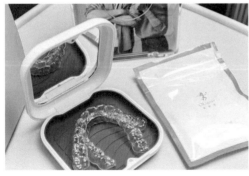

三、隱形矯正牙托產出後:

1. 患者配戴牙托,開始隱形矯正。
2. 配戴過程中,患者如有疑問可隨時回診。
3. 矯正完畢後,分析矯正前後差異,若效果未達標準,則可重新規劃。

而歐耐恩微型矯正，是台灣在地品牌，我認為無論是對患者，還是對診所醫師，都有相當優異的表現。矯正過程中，會提供線上客服，協助醫師追蹤患者配戴狀況，大幅提升患者配合度與完成度；矯正完畢後，還會對比分析矯正前後差異，若矯正後效果未達標準，則會重新規劃療程，確保每位患者都能滿意的完成矯正，得到優秀的治療結果。

　　歐耐恩的前身，是光固化 3D 列印機研發製造商，也是台灣唯一獲得隱形牙套矯正相關專利的廠商，致力於 3D 列印科技的研發、製造，因而掌握最上游生產技術，他們與全球 38 個國家的醫療院所經銷合作，擁有豐富數位矯正經驗與大數據分析，因此，對很多以前連我也卻步的難症案例，現在都可以因為有精準 AI 模擬及計算，讓「牙根」的移動更加安全，來達到「牙齒」變整齊的效果。

結語
牙齒不好，怎麼可能快樂呢？

　　本書即將完稿時，我和錦珠老師受邀參加聯合文學所舉辦的《超越生死：李連杰尋找李連杰》新書發表會，裡頭有一段話讓我印象深刻。作者說：「名利雙收以後，才發現其實健康、快樂、幸福才是最重要的。」在我的門診中，確實有不少相當有錢、有名氣、社會聲望的老闆、企業家。然而，卻總感覺他們未必快樂，經常在已經很忙碌的時候，又緊緊追著下一件需要忙碌的事，沒有時間停下來好好檢視自身的健康狀況。當人失去了健康，快樂又從何而來？

　　口腔、牙齒、牙周，如同身體的其他器官，我們時時刻刻、每分每秒都在使用。說話時，牙齒影響我們的咬字；休息時，人會吞口水；每做一個表情，都會需要上下顎的牽引；吃東西的時候，就更不用說了。所以，把牙齒照顧好，對身心健康至關重要。

　　很多患者，真的是太晚才發現這一點了！的確，大家都知道看牙、重建所費不貲，如果真心想把牙病治好，要用好的儀器、設備和材料，要找經驗豐富的醫師，要找重視感染控制、環境清潔的診所，費用加總起來可能相當可觀。但是，如果在仍有好的口腔條件時，以「預防勝於治療」的觀念，或在「早期發現」的時間點「早期治療」，其實醫師要處理的區域可能並不多，治療的費用因此並不高；但如果口腔條件已經非常差了，牙周病相當嚴重，或已經有多處牙齒搖晃，

甚至缺牙的情形，可能就得花上超出自己預期的治療費呢！

在我的門診中，有一位阿姨患者，很多的醫院、診所都拒絕為她進行治療，因為她的體型實在是非常的瘦小，齒槽骨非常的窄。所以其他醫療院所的醫師們都認為，治療的風險太高，因此希望她轉診。後來她經過朋友介紹輾轉前來找我治療，雖然治療過程並不會疼痛，但最後她花了一、兩百萬元，才將全口牙齒處理完畢，持續追蹤下來，情況相當穩定。

她的鄰居在看到她牙齒治療的好結果後，覺得十分心動，並想效法她前來找我治療。至今仍讓我記憶猶新的是，那位阿姨的鄰居，見到我的第一句話說：「潘醫師，我知道啦！兩百萬元我準備好了。」然而，我並沒有因為她的這句話而感到高興，因為看到她的臉部輪廓，便覺得她的齒槽骨應該已經吸收的相當嚴重，我再看她剛拍好的 X 光片，就確認了齒槽骨的嚴重情況，覺得要讓她失望了。

透過 X 光片，可以確認她的齒槽骨幾乎已經完全被吸收了，緊緊貼住上顎的鼻竇腔和下顎的神經管，這代表她現在沒有任何的骨頭空間，可以進行植牙重建，因為無論是植牙的「人工牙根」或是原本人體的自然牙根，都必須長在骨頭裡，如同樹木的樹根，必須埋在土裡一樣。而骨頭高度不足，地基太淺，如同樹木的根太淺，便會大大提升了未來倒塌的風險。

因此這位患者，目前只能配戴活動假牙，或需要經過非常辛苦的補骨手術，也就是先取出身體其他位置的骨頭，來做齒槽骨「骨頭加高」的相關手術，以形成未來可以用於植牙的「地基」。即使她準備了上百萬元的治療費，也未必有牙醫師會願意為她進行治療，畢竟風險實在太高了。我只好直接告訴了阿姨的那位鄰居說，以她牙齒現階段的嚴重情況是沒有辦法處理的，因為齒槽骨已經完全被吸收了。人體的齒

槽骨,在缺牙的時候,每一年,都可能會被吸收百分之十二左右。因此,缺牙的人之所以有積極重建的迫切性,絕對不能置之不理、再三拖延的原因在此。如果當牙齒、牙周的健康狀況不佳,因此拔掉了牙齒,在拔牙後的半年至一年內,是修復的黃金時期,一旦超過了一年,原本牙根的骨頭就容易被慢慢吸收,導致齒槽骨變窄。

這位阿姨和她鄰居的真實案例,提醒大家一個很重要的觀念,當我們已經錯失了寶貴的「黃金治療期」,即使有再多的錢,都買不回健康,這就是為什麼我想出版《100歲不掉牙的祕訣》這本書的原因。我們在門診中往往很忙碌,能夠好好仔細宣導這些觀念的時間實在不多,因此希望能透過這本書,讓我的患者們,甚至是影響更多的朋友們,了解「預防勝於治療」、「早期發現,早期治療」的重要性。

以現代牙醫學的進步,再加上科技、術式的發明與改良,只要能在早期發現,及時接受治療,「看牙」對於患者而言其實並不會是疼痛、難受的苦差事。但是,為何至今世界上仍有許許多多牙周病患者,鬱鬱寡歡呢?當口腔長期發炎,牙齒漸漸走山,牙縫慢慢變大,甚至產生難以消散的異味、牙齒已經搖搖欲墜,除了咬合不良、飲食受限,也會逐漸對外觀失去自信而產生困擾。

所以回到「你快樂嗎?」我想再次強調,牙齒不好,人不健康,怎麼可能快樂的起來呢?

▲本書參考文獻

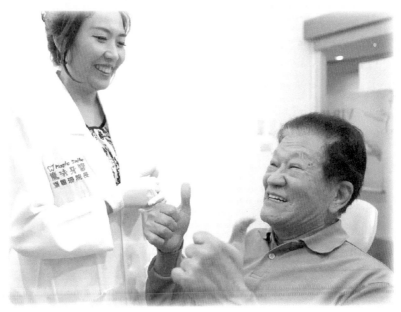

▲經過美齒重建，患者展現自信滿滿的笑容！

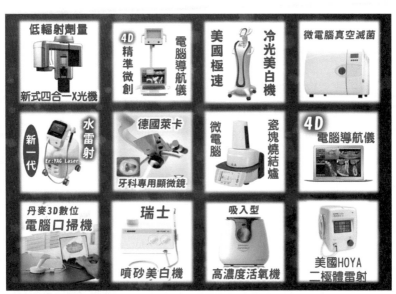

▲若要讓患者舒適安全精準的完成治療，就必須要投入各項新科技儀器設備，例如
　4D 電腦導航與水雷射等。

潘爸爸牙周病追蹤史

　　潘爸爸可謂這本書的新式牙周病治療案例先驅，由於他患上嚴重的牙周病，而被澳門的兩家醫院醫師建議，要拔除上下共12顆的牙齒進行植牙。有了這一段觸目驚心的牙科歷史，讓我在一心為爸爸把牙周病治好的過程中，增添了不少動力。我看到爸爸因為進行雷射滅菌，牙周組織及牙齒穩定度得到了明顯的改善。雖然當時我給爸爸建議是：「死馬當活馬醫。」但我也根據了一些理論基礎，進行了計劃中的處理。

　　因為在雷射的學習過程中，已明白實證效果，而在臨床上，

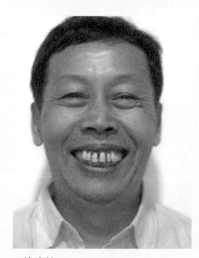

▲治療前

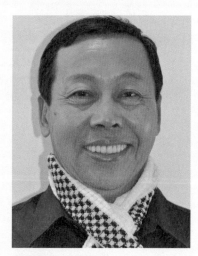

▲治療後，追蹤五年

在自己爸爸身上，也的確驗證了這樣的神奇結果。當然還要搭配書中所提到的許多方式以及注意事項，才能讓潘爸爸重新擁有一口咬合良好、美觀的牙。當時潘爸爸的許多茶友，在一個多月後看到他，都覺得他改變了！驚訝之餘又說不出哪裡有改變？

其實牙齒變了，人就長得不一樣了！經過幾年之後，飲食也相對能夠均衡且方便許多，心情、自律神經也變得正向了！還有一個重要的喜事要跟大家分享，就是 60 歲的爸爸在做完牙齒的當下，毅然決然戒菸了！記得當時天氣特別冷，電視播著韓劇《大長今》，爸爸跟我說，他想要抽菸時，總是跑到陽臺深呼吸，讓鼻腔、肺部吸入了冷冷的空氣，就可以抵擋菸癮，這樣就可成功戒菸了，他如此輕描淡寫的帶過。

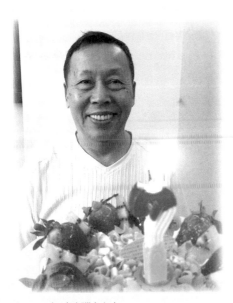

▲ 2015 年（追蹤九年）

爸爸是個很有毅力的人，從小就非常的健談，在他的身上我學到了非常樂觀開朗的處世態度，常常都聽到他說：「平生不做虧心事，半夜敲門也不驚。」所以鬼神之說，對他也沒有任何的影響，是一個闊達有趣的「話佬」。他非常愛跟我分享各種點點滴滴，而且有問必答，也經常問我各式各樣

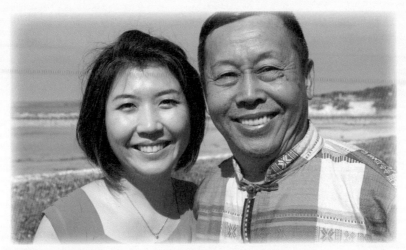

▲ 2016 年（追蹤十年）

的問題。所以當牙齒不好，我相信對他來說，或多或少是會產生自卑感的，因為他太愛説話了。

我們來看看這些年爸爸的追蹤照。疫情從 2020 年開始到 2023 年，整整三年多，他都沒有辦法從澳門飛來臺灣複診，所以，大家猜他的牙周狀況如何？

給大家一個提示，爸爸從小跟我説，他很重視牙齒清潔，一天都要刷三次牙以上，這是他的説法哦！但實際上我有一個重大發現，就是他每一次刷牙的時間都非常的短，刷牙的姿勢也都非常不正確，只刷牙齒表面，不刷牙齦溝，尤其是舌側面、顎側面更是如此。這個部分其實每一次他來臺灣我都有特別提醒，也特別教他如何刷，才是正確的潔牙方式。但是可能他年紀大了，有著非常根深蒂固的舊習慣，所以不容易改變。

在臨床上，我的確看到非常多與我爸爸差不多年紀的患者，告訴他們口內潔牙的方法跟時間不正確，他們都很難一次就

意會過來。由於臺灣的患者可以常常回診，所以我都會請他們幾周後回來複診，給我看看牙齒有沒有刷乾淨。但患者常是不痛就不會再出現，當他再出現的時候，又開始牙周腫痛、流血、不舒服、牙周囊袋變深、咬合傷害、塞牙縫、牙齦溝充滿了牙菌斑等等。這些都是許多患者，牙周病復發的原因。

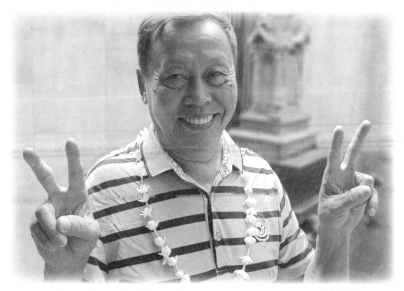

▲ 2019 年（追蹤十三年）

說到這，大家猜得到我爸爸的牙周病如何呢？

答案是「都非常穩定，沒有再復發」嗎？當然不可能！因為重點就是在疫情期間，他無法到台灣回診，我沒辦法當面幫他用水雷射做支持性的滅菌治療，也沒辦法當面教他如何正確潔牙。儘管這件事已經講了十次、二十次以上，患者還是可能會忘記。這是真的！即使講再多遍，他們回到家之後還是會忘記正確的潔牙方式，因為多年

來他們都不是這樣刷的，要改變其實沒有想像中容易。

大家應該聽過：「江山易改，本性難移。」這句話用在肢體動作上也是一樣的。有些人走路總是內八或外八，你請他們以正常的姿勢走路，對他們而言是非常困難的。就像刷牙是一種從小到大的行為模式，如果他根深蒂固的習慣是這樣子刷，即使他知道要改變也未必能做到，更遑論不知道的呢？

所以說刷牙很容易嗎？我真的不覺得。

在臨床上，我看到許多牙周病嚴重患者的刷牙方式都是不正確的，而且很難改過來。雖然大家未必刷得正確，不過，「多刷」總是有機會降低牙菌斑的量，所以我才精心研發「潔牙泡泡」，以及「多功能不倒翁環保型牙刷組」，就是希望大家能把牙齒刷好，遠離牙周病。

最後要跟大家提醒的是，無論是潘爸爸還是任何人，只要牙齒刷不乾淨，牙周病還是會再復發的！盡管他女兒是治療牙周病的專家。所以，千萬要堅持把牙齒刷好。我自己的目標是要活到100歲都不掉一顆牙！盡管你口中有假牙、植牙，甚至缺牙，只要積極重建、了解清楚清潔保養方式，還是有機會維持到老的，所以千萬別放棄，從現在開始都不遲。就如同錦珠老師的另外一本暢銷書《無懼與堅持》一樣，是所有牙周病患者必須要學習的。希望大家看完《100歲不掉牙的祕訣》這本新書後，都能跟我一樣，擁有著一口健康潔白的貝齒！

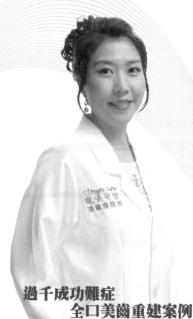

美國西南德保羅大學副教授
自然醫學・整體醫學博士
美國植牙醫學會
國際植牙醫學會 最高院士

潘韞珊 院長
Dr. Sara Pan

- 美國西南德保羅大學副教授
- 美國德保羅大學整體醫學博士 Ph.D.
- 國立台灣大學NTU牙醫學士
- 台北醫學大學植牙產學碩士
- 北京師範大學書法研究所畢業
- 美國植牙醫學會/國際植牙醫學會最高院士
- 世界臨床雷射醫學會WCLI院士/副秘書長/講師
- 亞太雷射醫學會APLI專科醫師及講師
- 中華民國口腔雷射專科醫師及講師/學術委員
  AIC進階植牙研究中心結業
- 台灣美容植牙醫學會理事/美容推廣主委/專科
  醫師甄審委員
- 中華長生美學醫學會首席美齒顧問
- 台灣微整形美塑醫學會口腔微整形學術主委專
  科醫師/常務監事
- 兩岸幹細胞微整形醫學會常務監事/口腔微整形
  學術主委
- 台北市牙醫師公會國際事務委員
- 台灣牙醫數位學習學會理事
- 【華視品牌人物誌】
- 【第18屆華人卓越人才金像獎】
- 【華人美齒藝術家第一創始人】
- 【第2屆CKFF全球基督教國際影展執行副主席】
- 【第3屆華人公益節-公益大使】
- 【第3屆華人誠信品牌金傳獎】
- 【第1屆世界華人傑出企業家】
- 【榮獲扶輪社卓越社友職業成就金鶴獎】

《2021年入編》
- 【巾幗楷模-百年綻放 禮讚海內外38位
  杰出女性大型肖像主題郵冊】
- 【楷模的力量 百大杰出華人】叢書

《2023年所獲榮譽》
- 【台日卓越中小企業獎 台日卓越新創企業獎
  台日卓越創業導師獎】
- 【馬來西亞世界華人楷模 傑出領袖楷模獎】

《2024年入編》
- 【復興榮光75位華人楷模】全球徵選

過千成功難症
全口美齒重建案例

治療與美感兼具之仁心妙術

博士・講師級台大頂尖醫療團隊
全口美齒重建權威
專精各種困難案例

LINE 約診諮詢
@magic999

微信約診諮詢 ID
inumagic0935280639

魔法牙醫 FB

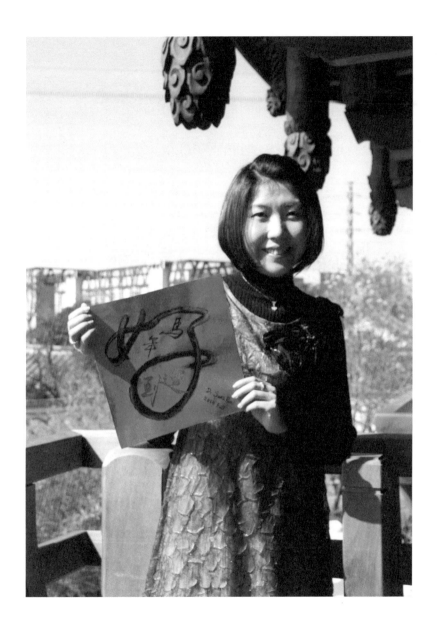

魔法牙醫院長
美國西南德保羅大學副教授
潘韞珊醫師專訪紀錄

魔法牙醫官網：
www.inumagic.com

魔法牙醫FB網站：
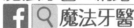

年代發現新台灣
電視節目專訪
魔法牙醫潘韞珊
醫師專訪 美女
牙醫+慈善家+
藝術家

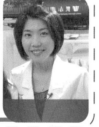

中天真心看台灣：
電視節目專訪
【真心看台灣】
魔法牙醫潘韞珊
院長「美女牙醫
不一樣的堅持」

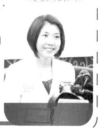

華視就是要健康：
電視節目專訪
【華視生活雜誌】
魔法牙醫-現代牙
醫學新知 義診推
廣專訪

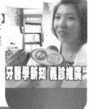

CSR華人公益節
金傳獎得獎魔法
牙醫及潔牙泡泡
受到肯定

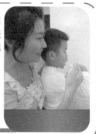

讓世界都看見-東森亞洲新聞台播出「魔法牙醫」潘韞珊院長執業18年，將水雷射技術充分運用，開啟牙周病微創治療全新篇章。

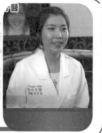

受邀至世界雷射醫學大會演講

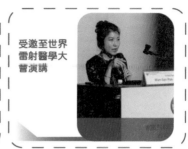

除了專業與愛藝術　更把行善當副業

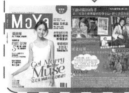

MoYa夏季號
NO.10出刊
P.31

牙齒決定　健康的身體

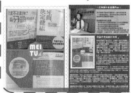

中廣寶島
廣播網
四神湯
家族節目
P.01

經濟日報刊登　奇摩新聞報導

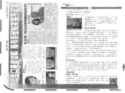

植牙相關報導
P.02~P.05

多彩多藝　動靜皆宜

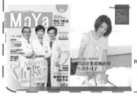

MoYa夏季號
NO.10出刊
P.18~P.19

美齒藝術家　潘韞珊醫師

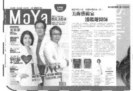

MoYa秋季號
NO.11出刊
P.22~P.23

重建缺牙區　恢復顏面美感

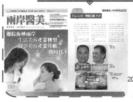

兩岸醫美
2014秋冬合訂版
P.24~P.27

國家圖書館出版品預行編目資料

100歲不掉牙的祕訣 / 潘韞珊、吳錦珠著；
-- 初版. -- 臺北市：聯合文學, 2024.09
256面；14.8×21公分. -- (繽紛；243)
ISBN 978-986-323-609-2(平裝)

1.CST: 牙周病 2.CST: 牙科

416.946　　　　　　　　　　113006185

繽紛 243

100 歲不掉牙的祕訣

作　　者／潘韞珊　吳錦珠
發 行 人／張寶琴

總 編 輯／周昭翡　　　　　業務部總經理／李文吉
主　　編／蕭仁豪　　　　　發 行 助 理／林昇儒
資 深 編 輯／林劭璜　　　　　財 務 部／趙玉瑩
編　　輯／劉倍佐　　　　　　　　　　　韋秀英
特 約 編 輯／紀明如　　　　　人事行政組／李懷瑩
特 約 美 編／米果子美學創意　版 權 管 理／蕭仁豪
資 深 美 編／戴榮芝

法 律 顧 問／理律法律事務所
　　　　　　陳長文律師、蔣大中律師

出 版 者／聯合文學出版社股份有限公司
地　　址／臺北市基隆路一段178號10樓
電　　話／（02）27666759轉5107
傳　　真／（02）27567914
郵 撥 帳 號／17623526 聯合文學出版社股份有限公司
登 記 證／行政院新聞局局版臺業字第6109號
網　　址／http://unitas.udngroup.com.tw
　　　　　E-mail:unitas@udngroup.com.tw

印 刷 廠／約書亞創藝有限公司
總 經 銷／聯合發行股份有限公司
地　　址／（231）新北市新店區寶橋路235巷6弄6號2樓
電　　話／（02）29178022
版權所有 · 翻版必究
出 版 日 期／2024年9月　初版
定　　價／420元

copyright © 2024 by Pan Yun-Shan & Wu Chin-Chu
Published by Unitas Publishing Co., Ltd.
All Rights Reserved
Printed in Taiwan

ISBN　978-986-323-609-2（平裝）．　　　本書如有缺頁、破損、裝幀錯誤、請寄回調換